张锡纯医学全书

张锡纯医书拾遗

郑腾飞　胡蓝方　黄小龙　点校

学苑出版社

图书在版编目（CIP）数据

张锡纯医书拾遗/郑腾飞，胡蓝方，黄小龙点校．—北京：
学苑出版社，2017.4

（张锡纯医学全书）

ISBN　978－7－5077－5194－9

Ⅰ．①张…　Ⅱ．①郑…　②胡…　③黄…　Ⅲ．①中医临床－
经验－中国－民国　Ⅳ．①R249.6

中国版本图书馆 CIP 数据核字（2017）第 059249 号

责任编辑：黄小龙

出版发行：学苑出版社

社　　　址：北京市丰台区南方庄 2 号院 1 号楼

邮政编码：100079

网　　　址：www.book001.com

电子邮箱：xueyuanpress@163.com

销售电话：010－67601101（销售部）67603091（总编室）

印　刷　厂：北京画中画印刷有限公司

开本尺寸：880×1230　1/32

印　　　张：4.125

字　　　数：91 千字

版　　　次：2017 年 4 月第 1 版

印　　　次：2017 年 11 月第 2 次印刷

定　　　价：32.00 元

前有张仲景　后有张锡纯

中国近代医学第一人

张锡纯，字寿甫，生于1860年，卒于1933年秋，祖籍山东诸城，祖上于明代时迁居河北盐山县边务乡。张锡纯家为儒医之家，少时饱读经史，后遵父命习医，上至《内经》《伤寒》，下至名医诸家无不遍览。后教书乡里，科举不第，遂转而攻医。时西学渐入，张氏开始接触西洋医学，潜心研读十余载，为人诊治，药效非凡，沉疴痼疾常能药到病除，渐闻名于乡里。辛亥革命后，受聘从军，任军医之职。1918年，奉天设立达中医院，张氏被聘为院长。张锡纯晚年携亲眷至天津，开业行医。张氏在其行医生涯中主张中西医应取长补短，相互汇参，并将自己的经验加以整理、刊行，在医界引起很大反响，被称为"医学中第一可法之书"，张氏亦被称为"中国近代医学第一人"。

医学中第一可法之书

张锡纯《医学衷中参西录》自刊行以来深受医学界广大读者的推崇，后经奉天章福记书局多次刊行，畅销海内外，为近代以来中医界不可多得的优秀著作。新中国成立以后，该书又经河北人民出版社点校、整理出版，加入了张锡纯后人保存的张锡纯遗稿。近年来各医家又多次对该书进行整理、完善，使张锡纯的学术思想在医学界广为传播。

学宗经典，自创新方

张锡纯潜心研读《内经》《本经》《伤寒杂病论》等秦汉经典及其他历代先贤医籍，吸取其精华，"瀹我灵性，益我神智，迨至性灵神智洋溢活泼，又贵举古人之规矩、准绳扩充之、变化之、引申触长之"（《前三期合编·自序》），而自创新方。故"书中诸方，除古方数首之外，其余一百六十余方，皆系拟拟。此非矜奇立异，欲与古人争胜也。诚以医者以挽回人命，为孜孜当尽之天职，至遇难治之证，历试成方不效，不得不苦心经营，自拟治法。迨拟出用之有效，且屡次用之，皆能随手奏效，则其方即不忍抛弃，而详为录存。是此一百六十余方，皆迫于孜孜挽回人命之热忱，而日积月累以成卷帙者也"（《前三期合编·例言》）。这表明，张氏所创新方皆源自临证实践。更难能可贵的是，张锡纯不藏私，每首新方皆分述主治病证、方药组成、剂量用法及方药分析，且多数方论附有相关医案。如此一来，读者更加容易活学活用。

衷中参西，中西汇通第一人

自西医东渐，打破了华夏大地中医"一统天下"之局面。中医界面临西医学的兴起，"维新派"审时度势，与时俱进，倡导中西医汇通，张锡纯为其一。有学者评价说："能融贯中西，汇通新旧，以求医学之尽善尽美，而无偏私之见存于其中者，则余于张君寿甫之《衷中参西录》。"（《第五期·第八卷》盛泽王镜泉登《绍兴医报》论《衷中参西录》为医家必读之书）张锡纯在回顾他对西医学的认识过程时说："自幼承家学渊源，医学与读书并重。是以自成童时即留心医学，弱冠后即为人诊病疏方。年过三旬始见西人医书，颇喜其讲解新异多出中医之外。

后又十余年，于医学研究功深，乃知西医新异之理原多在中医包括之中，特古籍语意浑含，有赖后人阐发耳。"(《第五期·第一卷·论中医之理多包括西医之理沟通中西原非难事》) 张氏在客观分析中西医各有所长与所短，并倡导应优势互补时说："自西药之入中国也，维新者趋之恐后，守旧者视之若浼，遂至互相抵牾，终难沟通。愚才不敏，而生平用药多喜取西药之所长，以济吾中药之所短，初无畛域之见存于其间。故拙著之书，以衷中参西为名也。盖西医用药在局部，是重在病之标也；中医用药求原因，是重在病之本也。究之标本原宜兼顾，若遇难治之证，以西药治其标，以中药治其本，则奏效必捷，而临证亦确有把握矣。"(《第五期·第二卷·论中西之药原宜相助为理》) 他还说："夫医学以活人为宗旨，原不宜有中西之界限存于胸中。在中医不妨取西医之所长（如实验器械化学等），以补中医之所短；在西医尤当精研气化（如脏腑各有性情及手足六经分治主六气等），视中医深奥之理原为形上之道，而非空谈无实际也。"(《第五期·第一卷》)"盖中、西医学原可相助为理，而不宜偏废，吾国果欲医学之振兴，固非沟通中、西不可也。"(《第五期·第六卷·论痫证治法》) 综上所述，张锡纯当年审时度势，衷中参西之理念至今也没有过时，并且对目前的中西医结合有一定的指导意义。

张锡纯所在时代，西医对霍乱病长于预防而短于治疗。为此，张锡纯发明了治疗霍乱的"急救回生丹"，用药有朱砂、冰片、薄荷冰、粉甘草，他认为此方治霍乱无论寒热，均可应用。随后，张锡纯又制有防治兼用的"卫生防疫宝丹"，"治霍乱吐泻转筋，下痢腹疼，及一切痧证，平素口含化服，能防一切疬疫传染"。此方流传一时，如沈阳某煤矿发生霍乱，"有工人病者按原数服药 40 丸，病愈强半，又急续服 40 丸，遂脱然痊愈。后有病者数人，皆服药 80 丸。中有至剧者一人，一次服药 120 丸，均完全治愈。"

这两种方药的药味及制法均系衷中参西的成果，经济简便，效果又在单独用中药或西药之上。1919～1920 年，曾在东北及河北、山东、河南大面积试用，据较可靠的报告，治愈数万人。

提倡传统内练法

吴云波先生指出："张锡纯提倡医家力行'内练、内修'的静坐气功，认为这是'领悟脏腑经络之功能和人体内气化作用'的捷径，他由此得出这样的认识：'内练内修'的佛、道气功是中医的源起和基础。"

张锡纯在"论哲学与医学之关系"一文中指出："哲学实为医学之本源，医学即为哲学之究竟。"他说："是其人必先有明哲之天资，及明哲之学问，而后能保其身也。而此明哲保身之天资学问，在修士原为养生之道。此修士之养生，所以名为哲学也。"又说："诚以静坐之功，原为哲学之起点。"

在这方面，张锡纯有不少具体的观点，如："医者，生命所托。必其人具有非常聪明，而后能洞人身之精微，察天地之气化，辨药物之繁赜。临证疏方，适合病机，救人生命。若是则研究医学者顾可不留心哲学，藉以沦我性灵、益我神智乎哉？"

张锡纯认为，为把握中医所指的人体之"本"，是有赖于内练法之熟稔的。如，怎样才能体察到中医脏腑的存在？他说："当其内视功深之候，约皆能洞见脏腑，朗若掣电；深究性命，妙能悟真。"

张锡纯认为，把握哲学便能洞悉中医的实质，由此，可极大地提高中医的诊疗水平。他说："拙著医书中多论及哲学，非以鸣高也，实欲医者兼研究哲学，自能于医学登峰造极也。"

本次点校、编著采用奉天章福记书局民国二十年印行版本为底本、以河北人民出版社1957年版本为对校本。本丛书共分《张锡纯医方精粹》《张锡纯医论医案撮要》《张锡纯经方讲习录》《张锡纯医书拾遗》《张锡纯内科证治精华》五册，分别从方剂、医论医案、经方、遗稿、内科经验等方面入手进行整理，以方便读者携带和研读。

限于编校者的学识，书中难免有错漏，敬请读者批评指正。

本书编委会
2017年2月

编 校 说 明

一、本册分为"张锡纯遗稿"与"后学发古"两部分。"张锡纯遗稿"为 1957 年河北省人民出版社整理出版《医学衷中参西录》时，张氏后人献出的张锡纯生前未刊登的诊余笔记、回复读者提问、书评等内容。"后学发古"为笔者选取近现代国内一些中医名家如李士懋、田淑霄、傅文录、宋知行、董正华等对张锡纯学术思想的研究、阐释，以便读者进行参考学习。

二、将原书繁体字改为简体字，竖排版改为横排，同时对原书中不同的部分在排版格式和字体上加以区分。

三、依据惯例竖排本将原书横排版中"右"改为"上"。

四、原书中药物的计量未做改动。

五、原书中通假字，保持原貌，未做改动；对于书中较为明显的刊误，径直改动未加标注。

六、本书中提到的计量单位"瓦"：1 瓦 = 1 克（gram，"柯兰某"），见张锡纯《医学衷中参西录》例言二十九。后文中不再出注。

目　录

张锡纯遗稿 ……………………………………………………… 1

　医海拾贝 ……………………………………………………… 1

　　诊余随笔 ……………………………………………………… 1

　　胡莱菔英 ……………………………………………………… 8

　　麦苗 …………………………………………………………… 9

　　答受业高崇勋质疑 …………………………………………… 9

　　答受业林世铭质疑 …………………………………………… 12

　　答葛介人相质一则（论隐曲） ……………………………… 13

　　答汪景文质疑 ………………………………………………… 14

　　答柴德新疑问 ………………………………………………… 14

　　答刘希文问七伤 ……………………………………………… 15

　　答胡剑华疑问二则 …………………………………………… 17

　　答徐韵英疑问 ………………………………………………… 18

　　诊余随笔 ……………………………………………………… 19

　　答王肖舫质疑 ………………………………………………… 20

　　答沈仲圭问学医当读何书为要 ……………………………… 20

　　答周小农问鱼肚 ……………………………………………… 22

　　复汪景文书 …………………………………………………… 23

　　答金履升问治吐血后咳嗽法 ………………………………… 23

　　答吴自雄问病 ………………………………………………… 23

答高甘棠问病三则 …………………………………… 24

答王肖舫问小儿走马牙疳 …………………………… 25

答徐庄君问其夫人荡漾病治法 ……………………… 25

答诸暨孟兴朕疑问二则 ……………………………… 26

答月影女士问疼经治法 ……………………………… 26

答刘希文问湿温治法之理由 ………………………… 27

答王兰远问时方生化汤 ……………………………… 27

答陈士成问异证治法 ………………………………… 29

答庞履廷问大便脱肛治法 …………………………… 30

答章景和君代友问病案治法 ………………………… 30

答章韶君问腹内动气证治法 ………………………… 31

答任伯和问治蛇咬法 ………………………………… 31

答任伯和问治顽癣法及足底痒治法 ………………… 32

答任伯和问喉证治法 ………………………………… 32

答黄雨岩问创伤及跌打损伤外敷内服止疼化瘀方 … 32

答胡剑华问拔漏管方 ………………………………… 33

答萧介青书 …………………………………………… 33

临证随笔 ……………………………………………… 34

治愈笔记 ……………………………………………… 44

临证随笔 ……………………………………………… 44

第一集三三医书评（答《三三医报》社长裘吉生函）

…………………………………………………………… 45

《温热逢源》第一种评 ……………………………… 45

《医事启源》第二种评 ……………………………… 46

《医经秘旨》第三种评 ……………………………… 46

《医病简要》第四种评 ……………………………… 46

《医阶辨证》第五种评 …………………………… 47

《喉科秘诀》第六种评 …………………………… 47

《痎科全书》第七种评 …………………………… 47

《时行伏阴刍言》第八种评 ……………………… 48

《村居救急方》第九种评 ………………………… 48

《殴蛊燃犀录》第十种评 ………………………… 48

《外科方外奇方》第十一种评 …………………… 49

《咳论经旨》第十二种评 ………………………… 49

《临证经验舌法》第十三种评 …………………… 50

《沈氏经验方》第十四种评 ……………………… 50

《痧疫指迷》第十五种评 ………………………… 50

《灵兰要览》第十六种评 ………………………… 51

《凌临灵方》第十七种评 ………………………… 51

《推篷悟话》第十八种评 ………………………… 51

《旧德堂医案》第十九种评 ……………………… 51

《内经辩言》第二十种评 ………………………… 52

《诊脉三十二辩》第二十一种评 ………………… 52

《专治麻疹初编》第二十二种评 ………………… 53

《产科心法》第二十三种评 ……………………… 53

《本草衍句》第二十四种评 ……………………… 53

《先哲医话》第二十五种评 ……………………… 53

《陈氏幼科秘诀》第二十六种评 ………………… 54

《秋疟指南》第二十七种评 ……………………… 54

《备急灸法》第二十八种评 ……………………… 54

《医源》第二十九种评 …………………………… 55

《马培之医案》第三十种评 ……………………… 55

《本事方集》第三十一种评 …………………… 55

《曹仁伯医案》第三十二种评 …………………… 56

《南医别鉴》第三十三种评 …………………… 56

后学发古 …………………………………………… 57

张锡纯温病学术思想探析 …………………… 57

张锡纯妇科学术思想探讨 …………………… 67

试论张锡纯对某些药性的特殊认识 …………………… 72

试论张锡纯对一些脉证的认识与研究 …………………… 78

试论张锡纯对伏气温病的认识及治疗 …………………… 84

《医学衷中参西录·药物解》浅评 …………………… 88

张锡纯对《伤寒论》的研究特点 …………………… 93

张锡纯运用活血化瘀法经验浅析 …………………… 100

张锡纯重剂起沉疴述要 …………………… 106

张锡纯中风学术思想探讨 …………………… 112

张锡纯遗稿

医海拾贝

诊余随笔

西人谓胆汁渗入十二指肠，能助小肠消化食物。此理《内经》未尝言之，似为中医疏忽之处，不知后世名医曾言之矣。吴鞠通《医医病书》曰："胆无出路，借小肠以为出路。"此非谓胆汁能入小肠乎？至于胆汁能化食之说，中医书中亦早寓其理。《神农本经》之论柴胡也，谓"能去肠胃中结气，饮食积聚，寒热邪气，推陈致新"。夫柴胡为少阳胆经之主药，而其功效多用于肠胃者，为其善理肝胆，使胆汁流通无滞，自能入于肠中，消化食物积聚，以成推陈致新之功也。至于徐灵胎注《本经》，则以"木能疏土"解之，是谓肝胆属木，脾胃属土。徐氏既云"木能疏土"，是明谓肝胆能助肠胃化食，而胆汁能助小肠化食之理，即在其中矣。

或问：太阳病，发热恶寒，热多寒少，脉微弱者，此无阳也，不可发汗，宜桂枝二越婢一汤。夫既曰无阳，何以复用石膏？既曰不可发汗，何以复用麻黄？答曰：人之血分属阴，气分属阳。无阳从脉微弱看出，是言其气分不足也。盖证既热多寒少，其脉原当有力。若脉果有力时，可直投以越婢汤矣，或麻杏甘石汤。今因其气分虚而脉象微弱，故用桂枝助其脉（凡脉之微弱者，服桂枝则脉大），以托肌肉中外感之邪外出，随麻黄以达于皮毛也。其云"不可发汗"者，盖证只宜解肌。麻黄发汗之力虽猛，然所用甚少，且有石膏凉之、芍药敛之，是以服药之后，止为解肌之小汗，而不至于为淋漓之大汗也。

肺脏下无透窍，而吸入之氧气，实能隔肺胞息息透过，以养胸中大气，由胸中大气以敷布于全身。而其吸入之气，又自喉管分支下达于心，由心及肝，由肝至冲任交会之处，以及于肾。故肝肾之气化收敛，自能容纳下达之气，且能导引使之归根。有时肝肾阴虚，其气化不能固摄，则肝气忿急，可透膈以干大气，肾气膨胀，可挟冲气上冲。则肝气可挟所寄之相火上逆，肾气可挟副肾脏之冲气上逆。于是，逆气上干，排挤胸中、喉中皆不能容受外气则喘作矣。

肺劳咳嗽，最为难治之证。愚向治此证，惟用生怀山药（切片者，皆经水泡，不如用条），轧细过罗，每用两许，煮作茶汤，调以糖，令适口，以之送服川贝细末。每日两次，当点心服之。若其脾胃消化不良或服后微觉满闷者，可将黄色生鸡内金，轧成细末，每用二三分与川贝同送服。若觉热时，可嚼服天冬。此方曾治愈肺劳作喘者若干人，且能令人胖壮，能享大年。

离中丹

治肺病发热，咳吐脓血。兼治暴发眼疾，红肿作痛，头痛齿痛，一切上焦实热之症。

生石膏细末，二两　甘草细末，六钱　朱砂末一钱半

共和匀，每服一钱，日再服，白水送。热甚者，一次可服

2

钱半。咳嗽甚者，方中加川贝五钱。咳血多者，加三七四钱。大便不实者，将石膏去一两，加滑石一两，用生山药面熬粥，送服此丹。若阴虚作喘者，亦宜山药粥送服。至于山药面熬粥，自五钱可至一两。

下焦寒凉泄泻及五更泻者，皆系命门相火虚衰。确能补助相火之药，莫如硫黄，且更莫如生硫黄。为其为石质之药，沉重下达耳。不经水煮火烁，而其热力全也（硫黄无毒，其毒即其热，故可生用）。然愚向用硫黄治寒泻证，效者固多，兼有服之泻更甚者，因本草原谓其大便润、小便长。岂以其能润大便即可作泻乎？后阅西人药性书，硫黄原列于轻泻药中。乃知其服后间作泻者，无足怪也。且其所谓轻泻者，与中医说所谓大便润者，原相通也。于斯再用硫黄时，于石质药中，择一性温且饶有收涩之力者佐之，即无斯弊。且但热下焦而性不僭上，胜于但知用桂、附者远矣。若于方中再少加辛香之品，引其温暖之力以入奇经，更可治女子血海虚寒不孕。

坎中丹

硫黄用纯黄者，一两　　赤石脂一两

共为细末和匀。每服五分，食前服，一日两次。不知则渐渐加多，以服后移时微觉温暖为度。若以治女子血海虚寒不孕者，宜于方中加炒熟小茴香末二钱。

或问：五更泻证，虽一日大便止此一次，久则身体必然虚弱。其故何也？答曰：人身之气化与天同。一日之阳气生于子时，是以人当夜半之时，身中之阳气即由肾徐徐上升；五更寅时，乃三阳出土之时，肾中上升之阳已达中焦，乃因阳微力弱，不能透过中焦，遂复转而下降，以成五更泄泻。夫人身之气化，原朝升暮降，以随天地气化之自然，而后脏腑始调和无病。非然者则脏腑中之气化，上下不能相济，其人将何以堪乎？是知五更泄泻，原为紧要之证，不可不急为治愈也。

逐风通痹汤

治风袭肌肉经络，初则麻木不仁，浸至肢体关节不利。

生箭芪六钱　麻黄三钱　全当归五钱　丹参三钱　乳香三钱
没药三钱　全蝎二钱

脉象迟弱无力，恶寒者，将黄芪重用一两，再照加乌头二三钱。脉象有力恶热者，以薄荷易麻黄，再加天花粉一两。初服以遍体皆得微汗为佳，至汗后再服，宜将麻黄减半，或止用一钱。筋骨软弱者，加明天麻三钱。口眼歪斜者，加蜈蚣二条，其病剧者，可加三条。

此风中身之外廓，未入于脏腑也，是以心中无病，而病在于肌肉、肢体、经络、关节之处。《内经·风论篇》谓："风气与太阳俱入，行诸脉俞，散于分肉之间，与卫气相干，其道不利，故使肌肉愤䐜而有疡，卫气有所凝而不行，故其肉有不仁也。"又《内经·痹论》曰："风寒湿三气杂至，合而为痹也。其风气胜者为行痹，寒气胜者为痛痹，湿气胜者为着痹。"据《内经》二节之文观之，则风袭人之肌肉经络，可使麻木不仁，浸至肢体关节不利可知也。是以方中以黄芪为主药，取其能升补胸中大气以通于卫气，自能逐风外出，故《本经》谓黄芪能主大风。而又以最善发表之麻黄辅之，一则扶正以祛邪，一则发汗以透邪。二药相济为用，其逐风之力虽猛，而实不至伤正气也。至当归、丹参、乳没、全蝎诸药，或活血以祛风，或通络以祛风，皆所以赞助黄芪、麻黄以成功也。至于病偏凉者加乌头，更将黄芪增重；病偏热者加花粉，更以薄荷易麻黄。此随病机之所宜，以细为调剂，不使服药后

张锡纯医书拾遗

有觉凉、觉热之龃龉也。筋骨软弱者加明天麻，取其能壮筋骨兼能祛风也。口眼歪斜者加蜈蚣，取其善理脑髓神经，而有牵正口眼之力也。

曾治一人，夏月开轩当窗而寝，为风所袭，其左半身即觉麻木，肌肉渐形消瘦，左手足渐觉不遂。为拟此方。其病偏于左，又加鹿角胶二钱作引（若偏于右易用虎骨胶作引，理详活络效灵丹后）。一剂周身得汗，病愈强半。即方略为加减，又服二剂痊愈。后屡试其方，莫不随手奏效。

近闻京中会议，上峰偏重西医之说，欲废中医中药。此特因诸位上峰，非医界中人，不知中医之实际也。即近时观之，都会商埠之处，病家延西医服西药者，不过十中之一。其余各处延西医服西药者，实百中无一二也。夫西医入中国已多年矣，使果远胜中医，何信之者如此寥寥？此明征也。且中医创自农轩，保我民族，即遇有疠疫流行，亦皆有妙方挽救，是以我国民族之生齿，实甲于他国之人。今若将中医中药一旦废却，此于国计民生大有关系。且近时日本人亦深悟明治专尚西医之非。其医学博士如朝比奈泰彦及近藤平三郎等七十余人，创立皇汉医学会，又有贵族议员中村纯九郎、高桥源太郎、陆军大学教授安井小太郎、陆军大将立花小一郎等为之赞助。此载于各处报章，彰彰可考者也。奈何竟欲蹈明治之复辙也？

如谓中医不善防疫，西医能明于毒菌之学，故善防疫，此为中医不及西医之处钦？则时贤刘蔚楚所著《遇安斋证治丛录》，载有香港防疫一案，可为中西医比较之确证也。今试录其原文于下：

《证治丛录》原文：前约二十年（即清朝末季），香港鼠疫流行，沿门阖户，死人如麻。香港西医谓中医不识治疫，请港政府禁绝中医。各中医求东华院绅，联谒港督华民政务司，请选西绅院绅十人为监督，以病疫者分授中西医各半，表列成绩，不尚空谈。一考，中医治效超过之，西医不服。二考，平均以百分计，西医得三十余分，中医竟超过六十分，中医赖此以保存。当时华督一为韦宝珊姻兄，一为余友古君辉山经理其事，而粤人又多有能言之者。即此观之，西医之于治疫，果精焉否乎？

吾中华医学，始于黄帝。当其临朝致治，他务未遑，首先与其臣歧伯、伯高、雷公诸臣问答，以成《内经》一书。其书诚能博济群生以利万世也。后因此书师弟相传，皆以口授，至周末始笔之于书。其数千年累相授受之际，必多有附《内经》并传之语，是以内兼有失于夸张，有类战国策士语气者。然其精到之处，恒数语包括万有，能令熟读深思者，得医学无限法门。是以读《内经》之法，其于可宝贵之处，当竭力研究，于其不可尽信之处，置而不论可也。

乃今之信西学者，谓《内经》多言阴阳五行，不可入于科学。然西人科学中非不言阴阳也，如电学家以磁石养针，其针即能收摄电气，然其所收摄之电，必一端是阴电，一端是阳电，欲其针相黏连，必阳端与阴端相对，阴端与阳端相接，始能吸引不脱。按此理以通于医学，此中原有无穷妙用，此医家所以谈阴阳也。乃同一阴阳，在西人谈之，即为科学；在中人谈之，即为荒渺。此果平情之论乎？

又西医谓《内经》多谈十二经，按解剖实验，实无形迹可指。然精于针灸者，按十二经以刺疗疮，若疗生于经之起处，刺经之止处可愈；疗生于经之止处，针经之起处可愈；若生于经之中间，并刺其本经起止之处皆可愈。此虽无形迹可凭，实有气化可通也。盖有形迹可凭者，譬之有线电也。无形迹可凭而仍有气化相通者，譬之无线电也。西人窥天地气化之精微以创无线电，可列于科学；古圣能窥人身之气化精微，以定十二经，而目之为荒渺。此又平情之论乎？且针灸详于《内经》，外国此时，不亦有习此为专科者乎？

尝阅沪上诸医报，中、西势若冰炭，甚至互相谩骂，此诚医界之大耻也。究之，平情而论：中医尚理想，不尚实验，故精于人身之气化，而略于人身之组织；西医尚实验、不尚理想，故精于人身之组织，而略于人身之气也。是以区区意见，以为当今之世，欲求医学登峰造极，诚非沟通中西不可也。是以因《益世报》有医学一栏，拟得"中西医理异同论"一篇，历举《内经》之文，以发明中医之理，多同于西医者，实于西医未尝少有疵瑕。一以有鉴于沪上中西医之争，一以仆之亲朋多有业西医者，如此立说，可告无罪于西医矣。乃不谓有某君者，仇视中医，并仇视《内经》，至谓《内经》谈生理处，无一是处。如某君驳拙论云："神明之体藏于脑，神明之用发于心，这一种说法，可谓极周纳之能事。这明是不肯承认《内经》神明在心之非，又难以否认现代医学神明在脑的事实，于无可如何之中，采取了这个骑墙式的说法。"按某君如此驳辩，是谓《内经》"头者精明之府"句，说得浑含不足征，不知《内经》早知神明在脑之理。是以其驳语中，并未提着《内经》此句，而惟单提"心者君主之官，神明出焉"两句，是又变出字为在字，可谓巧于立言矣。

究之，《内经》"头者精明之府"句，如日丽中天，终不可掩。而后人因读《内经》，悟得神明在脑者，已不乏人。今略举数条以证明之：

古文思字作恖。《说文》解之云："囟，顶骨空处，思字从囟从心"者，言自脑至心，如丝相贯，非心与脑相辅而成思乎？若脑无神明，何以与心相辅而成思也？且人头颞之颞字，其左旁即古思字。则脑藏神明而能思，自苍颉造字之时，已显露其端倪矣。

又明季文豪嘉鱼金正希曰：人之记性，皆在于脑中。小儿善忘者，脑未满也；老人健忘者，脑渐空也。凡人外见一物，必留一形影于脑中。

又李时珍曰：肺气通于鼻，阳明胃脉，环鼻上行于脑。脑为元神之府，鼻为命门之窍。人之中气不足，清阳不升，则头为之倾，九窍为之不利。

又自古养生之家（即今所谓哲学家），皆以脑中之神为元神，心中之神为识神，元神者无思无虑，自然虚灵也；识神者有思有虑，灵而不虚。然其所注重者在脑中元神，不在心中识神，是以有"学道之人不识真，只为从前认识神"之语（见《慧命经》）。其以脑中之知觉为神明之正宗，尤可知矣。

又古《六书精蕴》云：元神何宅，心为之宅；元神何门，囟之为门（见《康熙字典》）。

以上所引诸端，亦可谓其不知神明在脑乎？夫我亿万同胞，黄帝之子孙也。《内经》一书，乃黄帝留以保护后世子孙者也。纵其书有大醇小疵，而但于其大醇之处，通变化裁，自能普济群生；其小疵之处，置而不论可也。此尊祖敬宗之义也，亦保存国粹之义也。仆愿某君再三深思之，且至清夜时思之。

胡莱菔英

胡莱菔英能解砒石毒。

邑东境褚王庄，诸姓，因夫妻反目，其妻怒吞砒石。其夫出门赌博未归。夜间砒毒发作，觉心中热渴异常。其锅中有泡干胡莱菔英之水若干，犹微温，遂尽量饮之，热渴顿止。迨其夫归，犹未知也。隔旬，其夫之妹，在婆家亦吞砒石，急遣人来送信。其夫仓猝将往视之。其妻谓：将干胡莱菔英携一筐去，开水浸透，多饮其水必愈，万无一失。其夫问：何以知之？其妻始明言前事。其夫果亦用此方，将其妹救愈。

然所用者，是秋末所晒之干胡莱菔英，在房顶迭次经霜。其能解砒毒或亦借严霜之力欤？至鲜胡莱菔英亦能解砒毒否？则犹未知也。

麦　苗

麦苗善治黄疸。

内子王氏，生平不能服药，即分毫无味之药亦不能服。于乙丑季秋，得黄疸证。为开好服之药数味，煎汤，强令服之。下咽即呕吐大作，将药尽行吐出。友人张某谓：可用鲜麦苗煎汤服之。遂采鲜麦苗一握，又为之加滑石五钱。服后，病即轻减。又服一剂，痊愈。

盖以麦苗之性，能疏通肝胆，兼能清肝胆之热，犹能消胆管之炎，导胆汁归小肠也。因悟得此理后，凡遇黄疸证，必加生麦芽数钱于药中，亦奏效颇著。然药铺中麦芽皆干者。若能得鲜麦芽，且长至寸余用之，当更佳。或当有麦苗时，于服药之外，以麦苗煎汤当茶饮之亦可。

答受业高崇勋质疑

（一）问：讲义对于脉法浮、沉、迟、数、缓、紧、代、促、结真象，发挥尽致，其余各脉，尚未阐发，如芤、滑、涩、革、牢等脉形状，均难揣摹，请示其端？答曰：芤觉脉中无物充实其中也。盖脉管中有气有血，至血去而气独留，是以脉虽不至微细，而充实则有欠也。滑为气血有余之象。指下觉气血充足而兼流走也，其跳动似数而非数也。涩为气血不足之象，指下觉气血而近模糊也，其跳动似迟而非迟也。革者浮弦兼大硬。牢者沉弦有力，而无过度流走之势也。滑主热，滑而有力者，或至血热妄行。涩而无力者，主有瘀血，或血脉不通。革主病有变革，且主阴阳将离。牢为腹内有坚结之病，牢守其处而不动。

（二）问：《伤寒论》讲义，何不依照原论，逐节发挥？答曰：《伤寒论》一书，若如数皆为解释，须得四年工夫。此限于时间，有不得不然者。但即余所发明者熟习而汇通之，医治伤寒，自无难也。

（三）两寸微弱，关尺弦硬。认为其人平素气虚，骤为肝胆之火激动，挟血上冲，将成脑充血证。宜于建瓴汤中加野台参三钱以补其气，再加天花粉四钱以解参之热，生赭石又宜改用一两，黄芪仍以不用为是。盖参、赭并用，其补益之力，可下行达于涌泉，补其下即所以益其上也。

（四）升陷汤证，有兼肝胆之火上冲，并冲气亦上冲者，加龙骨、牡蛎、芡实，甚为适宜。因三药皆敛药，而非降药，是以升陷汤后之注语，原有加萸肉之说。萸肉亦与芡实诸药同性也。

（五）湿气之为病，当用薏米。炒至焦黄色，轧成细末过罗，随意服之。所炒之薏米，不可过多，取其焦香之气，五日一炒可也。此是谷食，不论多食久食，皆无弊也。

（六）人患伤寒，其府无内伤，即不现其经之病。如少阳传太阴，太阴传少阴，病恒有先见少阳，后无腹胀病，忽见少阴病者，是因脾土强壮而不现其经之病也。

（七）无论何经，皆可直中。然直中之理，固因其经府空虚，此中亦有岁运相关。如去岁壬申少阳相火司天，厥阴风木在泉，故凡病者多连少阳，寒热往来或作呕吐。

（八）外感自后受者，易入太阳；自前受者，易入阳明；自侧受者，易入少阳。

（九）脉搏以一息四至为准。但人之呼吸长短非一定，闰以太息则五至。太息者其呼吸之气较长也，是以五至。以余生平体验，大抵一息四至半为准。

（十）瘀血新得者，可治其血。虽瘀久而身形壮者犹可治。惟其人瘀血既久，身形又弱，若用药降下其瘀断不可。盖常见病瘀血之人，其病革时，瘀血自下。然至此时，神丹亦难挽回矣。非在于用桃仁也，桃仁为破血中和平之药，拙著中曾引徐氏之说，可参观也。是以用桃核承气汤时，恐其人素有瘀血，诊脉时未能诊出，不妨预告病家：若下紫黑之血，是从前之瘀，为不治之证；即不下之，亦为不治之证。以自留站脚之地也。

（十一）问：《衷中参西录》五期大青龙汤论中，可以薄荷代麻黄，讲义大青龙汤则以薄荷代桂枝，未知孰是？答曰：讲义与参西录各自为书。其有矛盾之处，当以讲义为是，以其书后出也。大青龙汤无论温病、伤寒，皆宜以薄荷代桂枝；而麻黄勿庸代，然宜少用，当为石膏十分之二。以治温病，麻黄尤宜少用。盖有薄荷叶代之，发表原可少用也。至桂枝原与烦躁不相宜，是以原方分量止为麻黄之半。观此，则仲景制方之时，原有嫌桂枝性热之意。特当时无薄荷，又无相当之药以代之耳。

答受业林世铭质疑

（一）心下之水气，有何形象？答曰：凡言水气，皆指稀痰。

（二）古之一升，合今量一两。

（三）麻沸汤，即煮水虽开，而不至翻花者。

（四）桃仁之皮尖原无毒，非杏仁可比。经方云云，乃古人误处。

（五）阳明、少阴二经之证，皆与津液有关系。

（六）内烦、虚烦之别，如吐后不至于虚，谓之内烦；下后则气虚，谓之虚烦。

（七）芒硝、大黄皆为攻下品。妊妇独禁芒硝，而不禁大黄者，因芒硝有下死胎之力，故当忌。至大黄则力较和平耳。

（八）太阳伤寒入府，外不解者，宜麻黄汤加滑石。

（九）人之素有痰饮者，感受风寒，其见症必有胸中胀满作痛。盖因风寒外来，胸中大气与痰饮冲激也。

（十）三种承气汤，主病上、中、下，意谓胃承气汤治上，小承气汤治中，大承气汤治下。然否？答曰：此说是。

（十一）桔梗一药，有苦甜二种。入药以苦者为佳，惜今苦者少耳。

（十二）肝热，所以能致里急后重之痢者，因肾为二便之关，肝行肾之气。肝热下迫，故里急后重而作痢。

（十三）少阳行身之侧，是否指板油而言？答曰：然。少阳之府是胆，少阳经是板油，原居身之侧也。

（十四）少阳之邪，透膈上出之途径，是随少阳之气，透

12　　　　　　　　　　　　　　　　　　　张锡纯医书拾遗

膈膜上之微丝血管而上出。

（十五）疟母，结于胁下膜油中。久发疟，则胁下实，即脾胀也。

（十六）胞室之形象，两膜相合为扁形，中为夹室。其功用则男以化精，女以系胎。

（十七）副肾髓质，即肾脉中所含之骨髓，俗名脊髓袋。

（十八）气血因寒而瘀者，其变化，瘀久变热，可化脓血。

答葛介人相质一则（论隐曲）

尝考《内经》文同而义异者，实确有其处。如《热论篇》有"大气皆去"之语，所谓大邪之气也。至《五味篇》又有"大气之抟而不行者，积于胸中"之语。若先生所言《内经》之文同者，其义必同。将《五味篇》之所谓大气，亦与《热论篇》之所谓大气同一解乎？岂五味可以养人，而五味所化之气，乃大邪之气乎？

由此推之："隐曲"二字，虽《内经》数见，多作房事解，安知此处不可作心思不遂解乎？且所谓心思不遂者，非必皆如阁下所言"相思病"也。凡拂情不能自由之事，皆在其中。且《内经》谓此证传为风消，传为息贲，即在不治之例，而愚苦心思索，拟得资生汤一方，救人多矣。医界同人用此方救人而寄函相告者亦多矣。

夫医者以活人为主。苟其方能活人，即与经旨少有差池，犹当曲谅，况与经旨未必有差池乎！且愚因才识庸碌，生平不敢讲薄前人，故方后自注有云"吾不敢谓从前解者皆谬，然由拙解以释经文，自觉经文别有意味，且有实用也"云云。

此欿然不满之心，不敢自居于必是也，先生阅拙著至此数语，亦可宽愚妄论之罪矣。

答汪景文质疑

详观病案，知系"心肾不交"病。人禀太和之气以生，上阳下阴，互相维系。阳之性亲上，而有下焦之阴吸之，则不至上脱；阴之性亲下，而有上焦之阳吸之，则不至下脱。此临证者所以上病取诸下，下病取诸上也。

某少年涉足花丛，既伤于色，致肾阴亏损，不能上吸心阳，上焦阳分先有浮越之势。加以拂郁以激动肝火，纵酒以昏迷脑筋，多言不寐，以耗散气血，是以忽然昏厥。此扁鹊所谓"上有绝阳之络，下有破阴之纽"也。此证若非大便溏泻或犹可治。当峻补真阴以助之上升，收敛元阳以引之下降，镇敛肝气肝火，以熄内风，自然阴阳维系，火降痰消，而精神复初矣。乃此证溏泻数旬，且又阳缩，少阴之根基已陷，用药纵对证，又何益哉？再者，此又似夹杂外感，自太阳陷入少阴，故形似有火而脉沉也。内伤已在不治，况又加之以外感乎？

胃之大络名"虚里"，贯膈络肺，出于左乳下。夫"虚里"之络，即胃输水谷之气于胸中，以积成大气之道路。所以名"虚里"者，因其贯膈络肺，游行于胸中空虚之处也。

答柴德新疑问

万物未有之先，皆赖天地之气化以生之。人禀天地之气化以生，人身亦小天地也。是以人之身内可寄生蛔虫，身外可寄生虱虮。

友人田聘卿，曾治一人，腹中生虫。用药下之，长尺余，形若蛇，系其尾倒悬之，滴血数日，系一带根长发。古人谓："带根之发，误食之可化为蛇"，信不误也。由此推之，蛇之精遗于谷菜之上，人食之可成蛟龙病，又何异乎？且蛟龙病，史书亦恒载之，不但如田君所引征也。《后汉书》载"华元化见一人病噎食，不得下，令取饼店家蒜齑（捣烂之蒜汁），大可二升，饮之，立吐一蛇。病者悬蛇于车，造陀家，壁上悬蛇数十，乃知其奇。"又《唐书·方伎传》"有宦者奉使岭南，还，奏事。适有太医过其前曰，此人腹中有蛟龙。上问之，对曰，曾在岭南骑马行烈日中，渴甚，饮涧水数口，自此常常腹痛。上命太医治之，投以雄黄末，吐出一物，长数寸，有鳞甲，疼遂愈。"

按：此条记不甚清，因客中无书可查，遂约略录之。

又按：医者一见其人，即知其为蛟龙病者，必因其头面有光也。夏子益《奇疾方》云："人头面上有光，他人手近之如火炽者，此中蛊也。用蒜汁半两和酒服之，当吐出如蛇状。"

答刘希文问七伤

（一）大饱伤脾：因脾主运化饮食，饮食太饱，脾之运化力不足以胜之，是以受伤。其作噫者，因脾不运化，气郁中焦，其气郁极欲通，故噫以通之。其欲卧者，因脾主四肢，脾伤四肢酸懒，是以欲卧。其色黄者，因脾属土，土色黄。凡人之五脏，何脏有病，即现何脏所属之本色。此四诊之中，所以望居首也。

（二）大怒气逆伤肝：因肝属木，木之条上达，木之根下达。为肝气能上达，故能助心气之宣通（肝系下连气海，上连心，故能接引气海中元气上达于心）；为肝气能下达，故能助肾气之疏泄

（肾主闭藏，有肝气以疏泄之，二便始能通顺）。大怒，其气有升无降，甚而至于横行，其中所藏之相火，亦遂因之暴动（相火生于命门，寄于肝胆，游行于三焦），耗其血液，所以伤肝而血即少。肝开窍于目，目得血而能视。肝伤血少，所以其目暗也。

（三）形寒饮冷伤肺：因肺为娇脏，冷热皆足以伤之也。盖肺主皮毛，形寒则皮毛闭塞，肺气不能宣通，遂郁而生热，此肺之因热而伤也。饮冷则胃有寒饮留滞，变为饮邪，上逆于肺而为悬饮，此肺之因冷而伤也。肺主气，开窍于鼻，有病则咳。肺伤所以气少、咳嗽、鼻鸣也。

（四）忧愁思虑伤心：因人之神明藏于脑，故脑为精明之府（《内经·脉要精微论》）；而发出在心，故心为君主之官（《内经·灵兰秘典》）。神明属阳，阳者主热。忧愁思虑者，神明常常由心发露，心血必因热而耗，是以伤心也。心伤，上之不能充量输血于脑，下之不能充量输血于肝。脑中之神失其凭借，故苦惊喜忘；肝中之魂，失其护卫，故夜不能寐。且肝中血少，必生燥热，故又多怒也。

（五）强力入房、坐卧湿地伤肾：因肾有两枚，皆属于水。中藏相火，为真阴中之真阳，共为坎卦，以统摄下焦真阴、真阳之气。强力入房则伤阴，久坐湿地则伤阳，肾之真阴、真阳俱伤，所以伤肾。肾伤则呼吸之时，不能纳气归根，所以短气。腰者肾之府，肾伤所以腰疼。骨者肾所主，肾伤所以脚骨作疼。至于厥逆下冷，亦肾中水火之气，不能敷布之故也。

（六）风雨寒暑伤形：因风雨寒暑原天地之气化，虽非若疠疫不正之气，而当其来时或过于猛烈，即与人身之气化有不宜。是以上栋下宇，以御风雨；夏葛冬裘，以节寒暑，卫生之道，自古然也。乃有时为时势所迫，或自不经意，被风雨寒暑之气侵，其身体气弱，不能捍御，则伤形矣。形伤则发落，肌肤枯槁，此犹木伤其本，而害及枝叶也。

（七）大恐惧不节伤志：因志者为心之所主，必以中正之官辅之，此志始百折不回。中正之官者，胆也，若过恐惧，则胆失其司，即不能辅心以成志，所以伤志。志伤，则心有所图而畏首畏尾，所以恍惚不乐也。

答胡剑华疑问二则

五运六气之说，似乎无凭，然亦非尽无凭。以六气配一岁，初之气风木，二之气君火，三之气相火，四之气湿土，五之气燥金，六之气寒水，每气各生六十日强。而人生之病，即多随各气之主令而现症，此静而有常之主气也。又有每年转换之气，如：子午年，初之气寒水；丑未年，初之气风木；寅申年，初之气君火；卯酉年，初之气湿土；辰戌年，初之气相火；己亥年，初之气燥金。此动而不常之客气也。主气有权，客气无权，故人之生病，恒随主气为转移，不随客气为转移。

愚以为：主气者，乃天地自然之气，圣人因而表彰之。至客气，或为后人附会之说耳。五运之说，因甲已化土，故为土运；乙庚化金，故为金运；丙辛化水，故为水运；丁壬化木，故为木运，戊癸化火，故为火运。然必二干相合，始能相化。若但以岁干逢甲，即为土运，逢乙即为金运，此理原来牵强。然甲干主岁，其岁支或又属土；乙干主岁，其岁支或又属金之类。天干地支，合为一气，以之断病，恒有验时。即如陈修园集中所载，戊午年两遇奇恒痢证。夫该证为非常之火毒，业医者恒终身不一见，而修园于戊午年两遇之者，诚以戊为火运，而岁支午又属火,火气太甚,故迭见此证,并云二证之危,皆至七日,因七者,火之成数也。由是观之,五运之说,非尽无凭也。

《内经》诊脉之法,原是三部九候。三部者,分上、中、下;九候者,每部之中又分三部以候脉也。是故上三部在头,以候头面、耳目、口齿之疾;中三部在手,以候手经诸脏腑之疾;下三部在足,以候足经诸脏腑之疾。盖动脉虽皆出于心,而其分支别派,实贯串于各脏腑。其由某脏腑贯而来者,即可以候某脏腑,此《内经》所以有三部九候也。至秦越人《难经》,但取手太阴之动脉处寸口,以为诊病之准则。此仅为中三部中之一部,是取肺能终始诸脉之义(即西人由肺吐出碳气,换氧气之理),其法原不完备,故仲景《平脉篇》论脉,多手足并举。其《伤寒论》序中,又讥"按手不及足"者。由是而论,若遵《内经》及仲景之诊脉,固确有可凭也。

答徐韵英疑问

内经《灵枢·五味篇》曰:"谷始入于胃,其精微者,先出于胃之两焦,以溉五脏。"所谓精微者,津液血液也(血虽成于小肠中乳糜汁,而其本原实由于胃,故《内经》有"中焦受气,取汁,变化而赤是为血"之语)。盖此精微,胃中无时不生出,即无时不灌溉五脏,而毫无停滞也。

至其人有病,将胃中所化之精微凝滞而为痰,有如经络瘀血,疮疡溃脓一般,岂可惜之以为胃中之滋养乎?至礞石滚痰丸之力虽猛,然病急治标。诚有顽痰充塞过甚,又当为探本穷源之治,使脏腑调和而痰自不生,此贵临证制宜,随时化裁。若浑而言之曰痰,而以为何方可用,何方不可用,原非精当之论也。

癥瘕二字，虽并举而虚实有分。癥者，有实可征，无论痰积、食积、血积，皆确有其物，其中原无气也。瘕者，有象可假，无论痰积、食积、血积，皆忽聚忽散，其中原杂以气也。即但以癥论，其当初病因，亦多由于气分不顺而病及于血。由是而论"气裹血"之语，虽出之俗医，未尝见于古籍，似亦未可厚非也。

诊余随笔

各处庭院中，多有络石与蘡薁。此二种皆木本藤蔓类，而皆可入药。

络石蔓粗而长，叶若红薯，其节间出须，须端作爪形，经雨露濡湿，其爪遂粘于砖石壁上，俗呼为爬山虎，即药房中之络石藤也，本草又名为石龙藤。其性善治喉痹肿塞。用鲜者两半，煎汤一盅，细细呷之，少顷即通。其性又善通经络，同续断、菟丝子煮酒（须用酿酒，不宜用灼酒）日日饮之，或单用络石煮酒饮之，善治周身拘挛，肢体作痛。若与狗脊、猴姜煮酒饮之，善治腰疼。若兼腿疼者，宜加牛膝。《名医别录》又谓，此物久服能轻身、明目、润泽、好颜色、不老。诚如《别录》之所云云，则每日以之煮汤当茶饮之，其为益不亦多乎？

蘡薁蔓类络石而稍细，花叶若鸡爪形，又多分歧，以其须缠于高树之枝柯上。其藤中多通气细孔，截断吹之有浆出，可擦疮疡肿毒。其性亦善治淋，煎汤当茶，最善止渴。取其叶捣汁饮之，善治呕哕。其所结之实，大如广红豆，形圆色红而亮，中有浆微甘、微酸。其功用能止渴，益气力，悦颜色。俗传有谓其善解砒石毒者，然未见其出载，此则待质高明也。

答王肖舫质疑

犀黄，诚如兄言为西黄之误。盖牛黄之好看，出于高丽。因高丽之牛大，故所出之黄亦最美（从前高丽清心丸甚佳，以其有牛黄也），特别之曰：东牛黄，而其价亦较昂。青海、西藏之地，亦多出牛黄，其成色亚于东牛黄，故又别之曰西牛黄，而其地原有犀，遂又误西为犀也。

紫石英，弟恒用之，治女子不育甚效。其未经煅者，其色紫而透彻，大小皆作五棱者佳。盖白石英属阴，紫石英属阳，阴者宜六棱，阳者宜五棱。

至钟乳石、蛇含石，皆未用过，不敢置论。

答沈仲圭问学医当读何书为要

鄙人于医学，原系门外汉，而再三殷殷下问，不得不略陈管见以质高明。

尝思人以类聚，物以种分。西人之说，由渐进化，故凡有创造，皆谓后来居上。至中华黄族，乃神明之胄，故远溯古昔，吾开天辟地之远祖，实皆经天纬地之圣神也。所以其所创造留贻，以佑启我后人者，无论后世如何变通尽妙，如何鼓舞尽神，皆不能出其范围，而至于医学为尤甚。是以有志医学者，当以农轩之书为根本焉。

《神农本经》三百六十五味，每味皆有主治之要点。其所主治者，乃其本品独具之良能，恒有不可由气味推测者。后世本草对于此等处，恒疑而删去。及取其药实试之，其效验恒与经文若合符节，是《本经》胜于后世本草远矣。至后世注

《本经》者，若张隐庵、叶天士、陈修园，皆有新颖可取之处，然皆不如徐灵胎所注《本经百种录》之灵妙也。虽所注者仅百种，而寻常日用之药亦大约皆备。他如《本草纲目》，《本草原始》诸书，亦可参观以广见闻。惟《雷公炮炙论》，不宜涉猎，因此书原系刘宋时雷敩所著，非上古雷公之书，无论何药皆炮制，失其本性，大为医学之累也。

至《内经》，从前注者只注《素问》，至清初张隐庵始将《素问》、《灵枢》皆详细诠解，较前人为优，然亦多有谬处。又宜兼看徐灵胎、陈修园节选《内经》之注（此书皆在其本集中）。至经文幽深难解之处，经诸家注疏而仍难解者，亦可以不求深解，盖益我神智、瀹我性灵之处，恒在一目了然之处也。

至脉诀，《内经》开其始，扁鹊（《难经》）、仲景（《伤寒》《金匮》）衍其绪，叔和竟其委。然王氏书穿凿，不可尽信，须兼看李士材、李濒湖、徐灵胎、陈修园诸家脉诀，方能得其要领。而数家之中，尤以徐氏《脉诀启悟》、《洄溪脉学》为最。

至诸方书，《伤寒论》、《金匮》尚矣，然亦有不可尽信处（拙著书中，曾确为指明，兹不赘）。盖年远代湮，中有差讹也。他如《千金》、《外台》皆可取，而《千金》之制方，有甚奇特处，可法也。

汉、唐而后，诸家著作，无甚可取。迨至张、刘、李、朱四家出，所谓宋、元、明四大家也。而细阅其书，仍未能尽惬人意，如子和重用汗、吐、下三法，可谓有胆有识，而于扶正以胜邪之理，犹欠发挥；东垣善理脾胃，然知脾多阳虚，而不知胃多阴虚，且只知升脾，而不知降胃；丹溪注重滋阴，喜用熟地、龟板、知、柏诸药，果系阳火偏胜，铄其真阴，致不足者用之，恒多效验。若非阳有余而阴实不足，其方断不可用，当调其脾胃，俾多进饮食，自能生津养血，而真阴自足也。至河间主火立论，亦或间有偏欹，而以辛凉治外感，实为后世治温者开不二法门，可崇拜也。

至明季南昌喻氏出，本源《内经》，率由仲景，生平著作，大致纯粹，而其《寓意草》二卷，及《尚论篇》中真武、大小青龙诸汤后之论，尤愚所生平快读者也。此外徐氏《洄溪医案》亦甚佳，愚遵用其法，恒多获效。

至若陈修园、黄坤载二家，用药恒偏于热，然其义论精到处，亦多可采取。而黄氏肝脾宜升、胆胃宜降之论（在其本草半夏、干姜之下），尤为的确。

后此则唐氏容川又为表杰出，其发明三焦之体质，及其功用，诚突过唐、宋也。

上所论者，管见如此，未知尊意以为何如？未知质诸众大雅以为何如？

特是事贵师古，尤贵与古为新，方能使医学日有进步。愚愿有志学医者，既于古人著作精心研究，更当举古人著作而扩充之，引申触长之。使古人可作，应叹谓后生可畏，然后可为医学嫡派之真种子，而远绍农轩之传也。

此敬复。

答周小农问鱼肚

前蒙问奉天之鱼肚，出于何鱼，即作鱼肚之法。今特即所知者略为陈之。

按：鱼肚色黄，故名黄鱼肚，非出自鳇鱼也。肴品中之鱼骨，出自鳇鱼，而不出鱼肚。

出鱼肚之鱼，奉天谓之鲈，以其巨口细鳞状如松花江之鲈也。至敝邑海中亦出鱼肚。其鱼如鲫，大十余斤，俗呼为大鱼，鱼肚乃其胞也。其性温而滋阴，为补肾良药。余用《内经》四乌贼骨一芦茹丸，恒用鱼肚加于其中，以代送丸药之鲍鱼汤。入药时，可用蛤粉炒至发起，即易轧细。若作食品，宜用香油炸至发起，再置凉水中，浸至柔软用之。

复汪景文书

凡癥瘕结于少腹，多妨生育。令正癥瘕结于少腹，如此之大，而仍能生育，恐非血瘀之癥瘕，或是肠蕈证。西人割出人腹中之肠蕈，有重至十余斤者。此证若系瘀血结为癥瘕，多服理冲汤，无不愈者。若系肠蕈证，非药饵所能消也。

答金履升问治吐血后咳嗽法

详观百五十三号病案，知系因吐血过多，下焦真阴亏损，以致肾气不敛，冲气上冲。五更乃三阳升发之时，冲气上冲者必益甚。所以脑筋跳动，喘嗽加剧也。

欲治此证，当滋阴纳气，敛冲镇肝，方能有效。爰拟方于下以备酌用。

生山药一两　大熟地一两　净萸肉六钱　怀牛膝六钱　柏子仁六钱　生龙骨四钱　生牡蛎四钱　生赭石四钱　生内金二钱　玄参二钱　炙草二钱

日服一剂，煎渣重服。

答吴自雄问病

所问妇人血淋之证，因日久损其脾胃，饮食不化，大便滑泄，且血淋又兼砂淋，洵为难治之证。

今拟一方，用生山药一斤轧细末，每用八钱，加生车前子二钱，同煮作粥，送服三七细末、生内金细末各五分。每日两次，当点心用之，日久可愈。

方中之意，用山药、车前煮粥以治泄泻，而车前又善治淋疼，又送服三七以治血淋，内金以消砂淋。且鸡内金又善消食，与山药并用，又为健补脾胃之妙品也。惟内金生用则力大，而稍有破气之副作用，若气分过虚时，宜先用生者轧细，焙熟用之。若服药数日而血淋不见轻者，可用毕澄茄细末一分，加西药哥拜拔油一分同服。又此症大便不止，血淋亦无从愈。若服山药、车前粥而泻不止，可将熟鸡子黄二三枚捻碎，调在粥中，再煮一两开服之。

答高甘棠问病三则

（一）答：系淋毒未净，故小便浑浊，阴茎之端微肿，似梅毒亦未净尽。方用鲜小蓟根约二两，洗净切碎，丈菊子一两，煮数沸，取汤一大盅，候半温时，掺入西药骨拜波拔尔撒谟一分五厘，调和同服。日两次，半月后当痊愈。

（二）答：孕至十三月不育，且腹不甚大，亦不甚动，当是鬼胎。可用带皮尖生桃仁四钱，捣碎，煎汤服之。若服一次不效，再服可用生桃仁六钱，连服数剂，腹当消。盖桃仁皮尖无毒，原宜带皮尖生用，皮色红能入血分，尖乃生发之机，善通气化。杏仁之毒在皮，故必去皮乃可用（中杏仁毒者，用杏树根皮，煎汤饮之即解，神效）。用此方时，须仔细检点，慎勿误用生杏仁。

（三）答：咳嗽四年，肺有伤损，原不易治。方用西药佗氏散一钱，阿斯必林二钱和匀，分为十六包。再用生山药轧末过罗，每用一两煮作粥，当点心服时，送服前二味药末一包。日服二次，久当愈。

答王肖舫问小儿走马牙疳

王洪绪《外科症治全生集》有赤霜散，治走马牙疳甚效。然此药有毒性，敷患处后，有唾须吐出。小儿不知吐，宜以少许点患处，恐多则随津咽下。再每日用黄连清胃丸一付，分三次服下。

答徐庄君问其夫人荡漾病治法

详观所述病案，谓脉象滑动，且得之服六味地黄丸之余。其为热痰郁于中焦，以致胃气上逆，冲气上冲，浸成上盛下虚之证无疑，为其上盛下虚，所以时时有荡漾之病也，法当利痰清火，降胃敛冲。处一小剂，久久服之，气化归根，荡漾自愈。拟方如下：

清半夏三钱　柏子仁三钱　生赭石轧末，三钱　生杭芍三钱
生芡实一两　生姜三片

磨生铁锈浓水煎药。

方中之意，用半夏、赭石以利痰坠痰，即以降胃安冲。用芡实以固下焦气化，使药之降者、坠者，有所底止，且以收敛冲气，而不使再上冲也。用芍药以清肝火，利小便，即以开痰之去路。用柏子仁以养肝血，滋肾水，即以调半夏之辛燥。用生姜以透窍络，通神明，即以为治痰药之佐使。至用铁锈水煎药者，诚以诸风掉眩晕，皆属于肝，荡漾即眩晕也。此中必有肝风萌动，以助胃气、冲气之上升不已。律以金能制木之理，

可借铁锈之金气以镇肝木；更推以铁能重坠，引肝中所寄龙雷之火下降也。况铁锈为铁与氧气化合而成，最善补养人之血分，强健人之精神，即久久服之，于脏腑亦无不宜也。

答诸暨孟兴朕疑问二则

禽亦有肺，其肺内与脊肉相连，贴脊之内，中有青色之管二支，即其肺也。至鱼类，其胎生者，若鲸鱼，懒妇鱼之类，皆显然有肺，故恒喙出水面，呼吸喷浪以舒其气。其卵生者，肺与禽同。

草木之生，分甲生乙生。甲生者，拆甲而出，其类属阳。乙生者，形屈似乙而出，其类属阴。诸豆皆乙生也（出时屈其顶先出土外），为其禀阴柔之气化，力欠宣通，故诸豆多食皆能作胀。豆腐出于豆，是以其性与豆同也。

答月影女士问疼经治法

详观病案，知系血海虚寒，其中气化不宣通也。夫血海者，冲脉也，居脐之两旁，微向下，男女皆有。在女子则上承诸经之血，下应一月之信。有任脉以为之担任，带脉以为之约束。阳维、阴维、阳跷、阴跷为之拥护，督脉为之督摄。《内经》所谓"女子二七，太冲脉盛，月事以时下"者，此也。有时其中气化虚损或兼寒凉，其宣通之力微，遂至凝滞而作疼也。而诸脉之担任、拥护，督摄者，亦遂连带而作疼也。斯当温补其气化而宣通之，其疼自止。爰拟方于下：

全当归一两　生乳香一两　生没药一两　小茴香炒熟，一两
鱼鳔胶猪脂炸脆，一两　川芎五钱　甘松五钱，此药原香郁，若陈腐者不用亦可

共为细末。每服二钱五分，用真鹿角胶钱半，煎汤送下，日服两次。

答刘希文问湿温治法之理由

行医之道，贵识病之本源，而为提纲挈领之治法。故其疏方也，不过紧要之药数味，以直捣病之要冲而扫除之，则一切诸连带之病，不治自愈。乃今者医学不讲，而恒著书立说以自矜奇异。一证之中，立方众多；一方之中，用药庞杂。必就其诸端论说，而皆深究其所以然之故。若遇说有不通之处，而曲为将顺，是浑俗同流也；显为指摘，是傲气凌人也，不如付之不论之为愈也。

今详观所论湿温病状，纯系湿热郁中，致经络闭塞，故其外虽觉寒凉，而内则小便短涩赤黄也。为小便难，水气必多归大肠，所以兼泄泻也。其肢体酸痛者，湿而兼风也。胸膈痞满者，湿气挟饮也。欲治此证，甚属易易，用滑石两许煎汤，送服阿斯必林一片半，汗出即愈。

盖二药一发汗，一利水，可令内蕴之湿，由汗与小便而解。且二药之性皆凉，其热亦可随之而解。阿斯必林又善愈关节疼痛也。余用此方，连治数人，皆一汗而愈。若热剧者，滑石或多用，或加生石膏数钱与滑石同煎，亦莫不随手奏效也。盖拙著中自拟之方凡百余，约皆历试有效而后笔之于书，非敢凭虚拟议以误人也。

答王兰远问时方生化汤

当归之味，甘胜于辛，性温虽能助热，而濡润多液，又实能滋阴退热，原不可但以助热论。故《本经》谓可治温疟，且谓煮汁饮之尤良。诚以煮汁则其液浓厚，濡润之功益胜也。其性虽流通活血，而用之得当亦能止血。

友人王鄂庭曾小便溺血，用黄酒煮当归一两饮之而愈。后其证反复，再服原方不效，问治于仆，俾用鸦胆子去皮五十粒，白糖水送服而愈。继其证又反复，用鸦胆子又不效，仍用酒煎当归法治愈。

又傅青主治老妇血崩，用黄芪、当归各一两，桑叶十四片，煎汤送服三七细末三钱，甚效。又单用醋炒当归一两煎服，治血崩亦恒有效。是当归可用以活血，亦可用以止血，故其药原名"文无"，为其能使气血各有所归，而又名当归也。产后血脉淆乱，且兼有瘀血，故可谓产后良药。

至川芎，其香窜之性，虽甚于当归，然善升清阳之气。凡清阳下陷作寒热者，用川芎治之甚效，而产后又恒有此证。

同邑赵姓之妇，因临盆用力过甚，产后得寒热证。其家人为购生化汤二剂。服之，病顿愈。盖其临盆努力之时，致上焦清阳下陷，故产后遂发寒热。至服生化汤而愈者，全赖川芎升举清阳之力也。

旬余寒热又作，其叔父景山知医，往省视之，谓系产后瘀血为恙又兼受寒，于活血化瘀药中，重加干姜，数剂后，寒热益甚，连连饮水，不能解渴。当时仲夏，身热如炙，又复严裹厚被，略以展动即觉冷气侵肤。后仆诊视，左脉沉细欲无，右脉沉紧皆有数象，知其上焦清阳之气下陷，又为热药所伤也。从前服生化汤，借川芎升举之力而暂愈。然川芎能升举清阳，实不能补助清阳之气使之充盛，是以愈而又反复也。为疏方：黄芪、玄参各六钱、知母八钱（时已弥月，故可重用凉药）、柴胡、桔梗各钱半，升麻一钱，一剂而寒热已。又少为加减，服数剂痊愈。

由是观之，川芎亦产后之要药也。吴鞠通、王士雄之言皆不可奉为定论。惟发热汗多者，不宜用耳。

至包氏所定生化汤，大致亦顺适。惟限于四点钟内服完三剂，未免服药过多。每次冲入绍酒一两，其性过热，又能醉人，必多有不能任受者。

仆于妇人产后用生化汤原方，加生怀山药数钱。其大便难者，加阿胶数钱。俾日服一剂，连服三日停止，亦必不至有产后病也。

答陈士成问异证治法

今阅病案，确为痼风无疑，然自古治此证无必效之方。愚遇此等证，有用熊胆治愈者，有用羚羊角治愈者，有用磨刀水治愈者，有用加味磁朱丸治愈者。而效于甲者，未必效于乙；效于乙者，未必效于丙。至西人治此证，除麻醉脑筋暂收目前之功效外，亦无他方。惟中西药并用，大约服之月余，可以除根。详录其方于下：

生赭石末三钱　于术三钱　酒曲三钱，用神曲则无效，且宜生用
半夏三钱　龙胆草三钱　生没药三钱

（以上系汤剂）

白矾焙枯，一两　黄丹炒紫色，一钱　朱砂二钱
共研细，搀熟麦面一两，猪心血和为丸，桐子大。

西药臭剥二钱　臭素安母纽谟二钱　抱水过鲁拉尔一钱
共研细，搀熟麦面四两，水和为丸，桐子大。

上药三种，早晚各服西药三十丸，午时服朱砂黄丹白矾丸四十丸。每日服药三次，皆煎汤药汁送服。每汤药一剂可煎三

次，以递送三次所服丸药。如此服药月余，病可除根。

盖西药为麻醉脑筋之品，能强制脑筋使不发痫，治标之药也；中药为健脾、利痰、泻火、镇惊、养神之品，治本之药也。标本并治，所以能随手奏效。

此证若但用西药治标，固难拔除病根，久服且有减食量、昏神智之弊。今拟此方，中西并用，相助为理，不但病可除根，而于食量神智亦毫无所损也。

答庞履廷问大便脱肛治法

脱肛之证，用曼陀罗煎浓汤洗之甚效。仆常用鲜曼陀罗四五斤，煎取浓汁两三大碗。再以其汁煎黄肉二三两，取浓汁一大碗。再用党参二两，轧细末调汁中，晒干。每用四五钱，水煎融化洗之，数次可痊愈。

答章景和君代友问病案治法

详观病案，知系胃阴亏损，胃气上逆。当投以滋胃液，降胃气之品，然病久气虚，又当以补气之药佐之。爰拟方于下，放胆服之，必能止呕吐、通大便。迨至饮食不吐，大便照常，然后再拟他方。

方用生赭石二两，生山药一两，潞党参五钱，天冬八钱，共煎汤两茶杯，分三次温服下。渣煎一杯半，再分两次温服下。一剂煎两次，共分五次服，日尽一剂。三剂后吐必止，便必顺。

用此方者，赭石千万不可减轻。若此药服之觉凉者，可加生姜四五片或初服时加生姜四五片亦可。

答章韶君问腹内动气证治法

观此证，陡有气自脐上冲至胸腔，集于左乳下跳动不休。夫有气陡起于脐上冲者，此奇经八脉中冲脉发出之气也。冲脉之原，上隶于胃，而胃之大络虚里，贯膈、络肺、出于左乳下为动脉。然无病者其动也微，故不觉其动也。乃因此冲气上冲犯胃，且循虚里之大络贯膈、络肺，复出于左乳下，与动脉相并，以致动脉因之大动，人即自觉其动而不安矣。当用降冲、敛冲、镇冲、补冲之药以治病源，则左乳下之动脉，自不觉其动矣。爰拟两方于下：

生山药八钱 生牡蛎八钱 生赭石末四钱 生芡实四钱 清半夏中有矾须用温水淘净晒干足，四钱 柏子仁炒捣，不去油，四钱 寸麦冬三钱

上药七味，磨取铁锈浓水煎药。

又方用净黑铅半斤，用铁勺屡次熔化之。取其屡次熔化所余之铅灰若干，研细过罗。再将熔化所余之铅秤之，若余有四两，复用铁勺熔化之。化后，用硫黄细末两半，撒入勺中，急以铁铲炒拌之。铅经硫黄灼炼，皆成红色，因炒拌结成砂子。晾冷、轧细、过罗，中有轧之成饼者，系未化透之铅，务皆去净。二药各用一两，和以炒熟麦面为丸（不宜多掺，以仅可作成丸为度），如桐子大。每服六七丸或至十余丸（以服后觉药力下行，不至下坠为度），用生山药末五六钱，煮作稀粥送下，一日再服。以上二方单用、同用皆可。

答任伯和问治蛇咬法

《验方新编》治蛇咬法，用吸烟筒中油子，凉水冲出冷饮之。

按：此方甚验。设犹不效，可用其相畏之物治之。蛇之所畏者，蜈蚣、雄黄也。拟方：

用全蜈蚣三条　雄黄二钱

共为末分三包。每用一包，甘草、蚤休各二钱，煎汤送下，日服二次，旬日当愈。若用西药过满俺酸加里0.01克、馏水100.0分作六次服，每日服三次，最能解蛇咬之毒。或用此水洗涤患处，亦大能解毒。若内服、外洗二方并用，则更佳。

答任伯和问治顽癣法及足底痒治法

大枫子去皮，将仁捣如泥，加白砒细末少许（少少的），和猪脂调膏敷之，此剧方也。又用鲜曼陀罗熬膏（梗叶花实皆可用），加鸦胆子细末（去皮研细），调和作膏药贴之，此为和平方。足底痒可用蛇蜕三条，甘草二钱，煎水饮之。再将渣重煎熏洗，半月可愈。

答任伯和问喉证治法

初秋时，用大西瓜一个（重约七八斤），开一口，装入硼砂、火硝细末各一斤。仍将开下之皮堵上，将西瓜装于新出窑之瓦罐中（瓦罐须未经水湿者）。将罐口严封，悬于不动烟火不通空气之静室中。过旬日，视罐外透出白霜，扫下。每霜一两，调入薄荷冰二分，瓶贮，勿令泄气。遇红肿喉证，点之即消。

答黄雨岩问创伤及跌打损伤外敷内服止疼化瘀方

外敷用生赤石脂细末、旱三七细末等分，和匀敷之，立能止血、止疼。

内服用旱三七细末二钱，臭剥细末二分，同服下，立能化瘀止疼。

答胡剑华问拔漏管方

按：象牙可托疮管外出，而仆实未尝试用。

向在籍时，常由庄北中留舍村经过，见路旁沟边有宿根之草，每岁出生以护田畔。高五六尺，其叶如榆，结实如苍耳作扁形。本地之人云，其子能为末敷疮，时仆未尝置意。后在奉天，乃知名为胡苍子（即胡苍耳）。为细末纳各种疮管中，其管即化，亦不疼楚，且速于生肌，亦良药也。仆多年未在家，想中留舍村此物尚有，又想各山野或亦有此物，特人不识耳。

答萧介青书

示函，词意甚谦，弟不敢任受。忆当日田君之病，实系瘀血积成膨胀，较水膨尤为难治，且病久身弱，又不敢用剧烈之药开破，而勉用赭石、当归、丹参三药为方（当日似用赭石末、全当归各一两、丹参六钱），证竟服之病愈。

后又变通此方，去丹参加生山楂、生山药各一两，治邻村少年瘀血证，亦服后降下瘀血若干。用山药者，以其脉甚虚也。

至治痢，拙著中共有七方，于治痢之法可谓粗备，且与前人之法迥不同处，以治末期极险之证。再参以方后所附诸案，一切加减通变，用法治痢，自无束手之处。

近又新验出品治痢之方二则：

一治痢疾初得方，即拙著处方编中硝菔通结汤，服其药剂三分之一，或弱半即愈。无论痢之赤白皆可用，若凉者（痢之热者十有八九，间有凉者），可用此汤药，送服生硫黄末二三分许，或将药煎成，酌兑以生姜汁亦可。

一治受暑热痢疾方，即拙拟之卫生防疫宝丹，去细辛加椒红一两，薄荷冰改用五钱。若为丸，可每服二十粒，日服三四次；若作散剂，每次服三分，日服四次。此方又善治噤口痢，酌用之可也。

临证随笔

盐山西门里范文焕，年五十余，素有肺劳，发时咳嗽连连，微兼喘促。仲夏末旬，喘发甚剧，咳嗽昼夜不止，且呕血甚多，延医服药十余日，咳嗽呕血，似更加剧，惫莫能支。适愚自沧回籍，求为诊治。其脉象洪而微数，右部又实而有力。视其舌苔，白厚欲黄，问其心中甚热，大便二三日一行。诊毕断曰：此温病之热，盘踞阳明之府，逼迫胃气上逆，因并肺气上逆，所以咳喘连连，且屡次呕血也。治病宜清其源，若将温病之热治愈，则咳喘、呕血不治自愈矣。其家人谓：从前原不觉有外感，即屡次延医服药，亦未尝言有外感，何以先生独谓系温病乎？答曰：此病脉象洪实，舌苔之白厚欲黄，及心中之发热，皆为温病之显征。其初不觉有外感者，因此乃伏气化热而为温病。其受病之原因，在冬令被寒，伏于三焦脂膜之中，因春令阳盛化热而发动，窜入各脏腑为温病。亦有迟至夏秋而发者，其症不必有新受之外感，亦间有薄受外感不觉，而伏气即因之发动者。《内经》所谓"冬伤于寒，春必病温"者，此也。病家闻言悟会。遂为疏方：

生地二两　生石膏一两　知母八钱　甘草一钱　广犀角三钱，另煎兑服　三七细末二钱，用水送服

34 张锡纯医书拾遗

煎汤两茶盅，分三次温饮下。一剂，而诸病皆愈。又改用玄参、贝母、知母、花粉、甘草、白芍诸药，煎汤服。另用水送服三七末钱许。服两剂后，俾用生山药末煮粥，少加白糖，每次送服赭石细末钱许，以治其从前之肺劳。若觉热时，则用鲜白茅根四五两，切碎煮两三沸，当茶饮之。如此调养月余，肺劳亦大见愈。

按：吐血之症，原忌骤用凉药。恐其离经之血得凉而凝，变为血痹虚劳也。而此证因有温病之壮热，不得不用凉药以清之。而有三七之善化瘀血者以辅之，所以服之而有益无弊也。

盐山南门里，王致祥，年近六旬，自孟夏患痢。延医服药五十余剂，痢已愈而病转加剧，卧床昏昏，有危在旦夕之虞。此际适愚自沧回籍，求为诊治。其脉左右皆洪实，一息五至。表里俱觉发热，胁下连腹疼痛异常。其舌苔白厚，中心微黄，大便二三日一行。愚曰：此伏气化热而为温病也。当其伏气化热之初，肠为热迫，酝酿成痢，与温俱来，然温为正病，痢为兼病。医者但知治其兼病，而不知治其正病，痢虽愈而温益重。绵延六十余日，病者何以堪乎？其家人曰：先生之论诚然。特是既为温病，腹胁若是疼痛者何也？将勿腹中有郁积乎？答曰：从前云大便两三日一行，未必腹有郁积。以脉言之，凡温病之壮热，大抵现于右脉，因壮热原属阳明，胃腑之脉诊于右关也。今左部之脉亦见洪实，肝胆之火必炽盛，而肝木之气，即乘火之炽盛而施其横恣，此腹胁所以作疼也。遂为开大剂白虎加人参汤，方用生石膏四两，人参六钱以滋阴分。为其腹胁疼痛，遵伤寒之例，加生杭芍六钱，更加川楝子六钱，疏通肝胆之郁热下行，以辅芍药之不逮。令煎汤三茶盅，分三次温饮下，降下黏滞之物若干。持其便盆者，觉热透盆外，其病顿愈，可以进食。隔二日，腹胁又微觉疼，俾用元明粉四钱，净蜜两半，开水调服，又降下黏滞之物若干。病自此痊愈。

铭勋孙，年九岁，于正月下旬感冒风寒，两三日间，表里俱觉发热。诊其脉象洪实，舌苔白厚。问其大便，两日未行，小便色黄，知其外感之实热，已入阳明之府。为疏方：

生石膏二两　知母六钱　连翘三钱　薄荷叶钱半　甘草二钱

晚六点时煎汤两茶盅，分两次服下。翌晨热退强半。因有事他出，临行嘱煎渣与服。阅四日来信言，铭勋仍不愈，接原方又服一剂，亦不见轻。斯时头面皆肿，愚遂进城往视，见其头面肿甚剧，脉象之热较前又盛，舌苔中心已黄，大便三日未行。为疏方：

生石膏四两　玄参一两　连翘三钱　银花三钱　甘草三钱

煎汤三茶盅，又将西药阿斯必林三分，融化汤中，分三次温服下。头面周身微汗，热退肿消，继服清火养阴之剂两剂，以善其后。

又邻村李边务，李姓少年，亦同时得大头瘟证，医治旬日，病益剧，亦求愚治。其头面连项皆肿，心中烦躁不能饮食，其脉象虽有热，而重按无力。盖其旧有鸦片嗜好，下元素虚，且大便不实，不敢投以大凉之剂。为疏方：

玄参一两　花粉五钱　银花五钱　薄荷钱半　甘草钱半

煎汤一大盅，送服阿斯必林二分，头面周身皆出汗，病遂脱然痊愈。

邻村高边务孙连衡，年三十许，自初夏得喘证，动则作喘，即安居呼吸亦似迫促，服药五十余剂不愈。医者以为已成肺劳，诿为不治。闻愚回籍，求为诊治，其脉浮而滑，右寸关尤甚，知其风与痰互相胶漆，滞塞肺窍也。为开麻杏甘石汤：

麻黄三钱　杏仁三钱　生石膏一两　甘草钱半

煎汤送服苦葶苈子（炒熟）二钱。一剂而喘定，继又服利痰润肺少加表散之剂，数服痊愈。

邻村刁马村刁志厚，年二十余，自孟冬得喘证，迁延百余日，喘益加剧，屡次延医服药，分毫无效。其脉浮而无力，数近六至，知其肺为风袭故作喘。病久阴虚，肝肾不能纳气，故其喘浸剧也。即其脉而论，此时肺中之风邪犹然存在。欲以散风之药祛之，又恐脉数阴虚益耗其阴分。于是用麻黄三钱，而佐以生山药二两，临睡时煎服。夜间得微汗，喘愈强半。为脉象虚数，不敢连用发表之剂，俾继用生山药末八钱煮粥，少调白糖，当点心用，日两次。若服之觉闷，可用粥送服鸡内金末五分，如此服药约半月，喘又见轻。再诊其脉，不若从前之数，仍投以从前汤药方，又得微汗，喘又稍轻。又服山药粥月余痊愈。

沧县西河沿王媪，年七旬有一，于仲冬胁下作疼，恶心呕吐，大便燥结，服药月余，更医十余人，病浸加剧。及愚诊视时，不食者已六七日，大便不行者已二十余日。其脉数五至余，弦而有力，左右皆然。舌苔满布，起芒刺，色微黄。其心中时觉发热，偶或作渴，仍非燥渴，胁下时时作疼，闻食味则欲呕吐，所以不能进食，小便赤涩短少。此伤寒之势已至阳明之府，胃与大肠皆实，原是承气汤证。特其脉虽有力，然自弦硬中见其有力，非自洪滑中见其有力（此阴虚火实之脉）。且数近六至，又年过七旬，似不堪承气之推荡。而愚有变通之法，加药数味于白虎汤中，则呕吐与胁疼皆止，大便亦可通下矣。病家闻之，疑而问曰：先生之论诚善，然从前医者皆未言有外感，且此病初起，亦未有头疼恶寒外征，何以竟成伤寒传府之重证？答曰：此乃伏气为病也，大约此外感受于秋冬之交，因所受甚轻，所以不觉有外感，亦未能即病。而其所受之邪，伏于膜原之间，阻塞气化，暗生内热，遂浸养成今日之病。观此舌苔微黄，且有芒刺，岂非有外感之显征乎？病家似悟会。遂为疏方：

生石膏两半　生山药一两　知母五钱　赭石五钱　川楝子五钱
生杭芍四钱　甘草二钱

煎汤两盅，分三次温服下。因其胁疼甚剧，肝木不和。但理以芍药、川楝，仍恐不能奏效。又俾用羚羊角一钱，另煎汤当茶饮之，以平肝泻热。当日将药服完。次晨复诊，脉象已平，舌上芒刺已无，舌苔变白色已退强半，胁疼亦大见愈，略思饮食。食稀粥一中碗，亦未呕吐，惟大便仍未通下。疏方再用天冬、玄参、沙参、赭石各五钱，甘草二钱，西药硫酸镁二钱（冲服），煎服后，大便遂通下，诸病皆愈。为其年高病久，又俾服滋补之药数剂，以善其后。

按：此证之脉，第一方原当服白虎加人参汤。为其胁下作疼，所以不敢加人参，而权用生山药一两以代白虎汤中之粳米，其养阴固气之力，又可以少代人参也。又赭石重坠下行，似不宜与石膏并用，以其能迫石膏寒凉之力下侵也。而此证因大肠甚实，故并用无妨，且不仅以之通燥结，亦以之镇呕逆也。

沧县东门里李氏妇，年近三旬，月事五月未行，目胀头疼甚剧。诊其脉，近五至，左右皆有力，而左脉又弦硬而长。心中时觉发热，周身亦有热时，知其脑部充血过度，是以目胀头疼也。盖月事不行，由于血室，而血室为肾之副脏，实借肝气之疏泄以为流通，方书所谓肝行肾之气也。今因月事久瘀，肝气不能由下疏泄而专于上行，矧因心肝积有内热，气火相并，迫心中上输之血液迅速过甚，脑中遂受充血之病。惟重用牛膝，佐以凉泻之品，化血室之瘀血以下应月事。此一举两得之法也。遂为疏方：

怀牛膝一两　生杭芍六钱　玄参六钱　龙胆草二钱　丹皮二钱生桃仁二钱　红花二钱

一剂，目胀头疼皆愈强半，心身之热已轻减。又按其方略为加减，连服数剂，诸病皆愈，月事亦通下。

天津东门里李氏妇，年过四旬，患痢三年不愈。即稍愈，旋又反复。其痢或赤、或白、或赤白参半，且痢而兼泻。其脉迟而无力。平素所服之药，宜热不宜凉，其病偏于凉可知。俾先用生山药细末，日日煮粥服之，又每日嚼服蒸熟龙眼肉两许。如此旬日，其泻已愈，痢已见轻。又俾于服山药粥时，送服生硫黄细末三分，日两次，又兼用木贼一钱，淬水当茶饮之。如此旬日，其痢亦愈。

奉天商埠局旁吕姓童子，年五岁，于季夏初旬，周身发热，至下午三句钟时，忽又发凉，须臾凉已，其热愈烈，此温而兼疟也。彼治于东人所设南满医院，东医治以金鸡纳霜。数日，病不少减。盖彼但知治其间歇热，不知治其温热，其温热不愈，间歇热亦不愈。及愚视之，羸弱已甚，饮水服药辄呕吐，大便数日未行，脉非洪大，而重按有力。知其阳明之热已实，其呕吐者，阳明兼少阳也，为兼少阳，所以有疟疾。为拟方：

生石膏三两　生赭石六钱　生山药六钱　碎竹茹三钱　甘草三钱

煎汤一盅半，分三次温饮下。将药饮完未吐，一剂大热已退，大便亦通。至翌日，复作寒热，然较轻矣。投以硫酸规泥涅二分强，分三次用白糖水送下，寒热亦愈。

奉天南关马姓幼女，于端午节前得温病，医治旬日，病益增剧，周身灼热，精神恍惚，烦躁不安，形势危殆。其脉确有实热，而至数嫌其过数。盖因久经外感灼热而阴分亏损也。遂用生石膏两半，生山药一两（单用此二味取其易服），煮浓汁两茶盅，徐徐与之。连进两剂，灼热已退，从前两日未大便，至此大便亦通，而仍有烦躁不安之意。遂用阿斯必林二分，同白糖钱许，开水冲化服之，周身微汗，透出白痧满身而愈。

或问：外感之证，在表者当解其表，由表而传里者当清其里。今此证先清其里，后复解其表者何也？答曰：子所论者，治伤寒则然也。而温病恒表里毗连，因此表里之界线不清。其证有当日得之者，有表未罢而即传于里者，有传里多日而表证仍未罢者。究其所以然之故，多因此证内有伏气，又薄受外感，伏气因感而发。一则自内而外，一则自外而内，以致表里混淆。后世治温者，恒不以六经立论，而以三焦立论，彼亦非尽无见也。是以愚对于此证，有重在解表，而兼用清里之药者；有重在清里，而兼用解表之药者；有其证似犹可解表，因脉数烦躁，遂变通其方，先清其里而后解其表者。如此，则服药不至瞑眩，而其病亦易愈也。上所治之案，盖准此义。试观解表于清里之后，而白痧又可表出，是知临证者，原可变通因心，不必拘于一端也。

病者　刘问筹，年二十五岁，江苏人，寄居天津松岛街，电报局理事。

原因　其先偶患大便下血甚剧。西医于静脉管中注射以流动麦角膏，其血立止，而血止之后已月余矣，仍不能起床，但觉周身酸软无力，饮食不能恢复原量，仅如从前之半，大小便亦照常，而惟觉便时不顺利。其脉搏至数如常，芤而无力，重按甚涩，左右两部皆然。

诊断　此因下血之时，血不归经，行血之道路紊乱。遽用药止之，则离经之血，瘀于脏腑经络之间。盖麦角止血之力甚大。愚尝嚼服其小者一枚，陡觉下部会阴穴处有抽掣之力，其最能收闭血管可知。此症因其血管收闭之后，其瘀血留滞于脏腑之间，阻塞气化之流行，致瘀不去而新不生，是以周身酸软无力，饮食减少，不能起床也。此证若不急治，其周身气化阻塞日久，必生灼热，灼热久之，必生咳嗽，或成肺病，或成劳瘵，即难为调治矣。今幸为日未久，灼热咳嗽未作，则调治固易也。

病名　脏腑瘀血。

疗法　当以化其瘀血为目的。将瘀血化尽，身中气化还其流通之常，其饮食必然增加，身体自能复原矣。

处方　旱三七细末，三钱

为一日之量，分两次服，空心时开水送下。

效果　服药数次后，自大便下瘀血若干，其色紫黑。后每大便时，必有瘀血若干，至第五日下血渐少，第七日便时不见瘀血矣，遂停服药。后未旬日，身体即健康如初矣。

病者　王竹荪年四十九岁。

病因　丙寅仲春，避乱来津。其人素吸鸦片，立志蠲除，因致身弱。于仲夏晚间，乘凉稍过，遂得温病，且兼泄泻。

病候　表里俱壮热。舌苔边黄、中黑，甚干，精神昏愦，时作谵语，小便短涩，大便一日夜四五次，带有黏滞，其臭异常，且含有灼热之气。其脉左右皆洪长，重诊欠实，至数略数，两呼吸间可九至。

诊断 此纯系温病之热，阳明与少阳合病也。为其病在阳明，故脉象洪长；为其兼入少阳，故小便短少，致水归大便而滑泻；为其身形素弱，故脉中虽挟有外感之实热，而仍重按不实也。

病名 温病兼泄泻。

疗法 当泻热兼补其正，又大剂徐徐服之，方与滑泻无碍也。

处方 生石膏细末，三两 生山药一两 大生地两半 生杭芍八钱 甘草三钱 野台参五钱

煎汤三大盅，徐徐温饮下。一次只饮一大口，时为早六点钟，限至晚八点时服完。此方即白虎加人参汤，以生山药代粳米，以生地代知母，而又加白芍也。以白虎汤清阳明之热，为其脉不实故加人参；为其滑泻故以生山药代粳米，生地代知母；为其少阳之府有热，致小便不利而滑泻，所以又加白芍以清少阳之热，即以利小便也。

效果 所备之药，如法服完。翌晨，精神顿爽，大热已退，滑泻亦见愈，脉象已近平和。因泻仍不止，又为疏方：用生山药一两，滑石一两，生杭芍五钱，玄参五钱，甘草三钱（此即拙拟之滋阴清燥汤加玄参也）。一剂泻止，脉静身凉，脱然痊愈。

病者 胡珍簠之幼子，年三岁。

病因 先因失乳，饮食失调，泄泻月余。甫愈，身体虚弱，后又薄受外感，遂成间歇热。

病候 或昼、或夜发灼无定时，热近两点钟，微似有汗，其热始解，如此循环不已，体益虚弱。

张锡纯医书拾遗

诊断　此乃内伤、外感相并而为间歇热。盖外感之症，在少阳可生间歇热；内伤之病，在厥阴亦生间歇热（肝虚者，恒寒热往来）。

病名　间歇热。

疗法　证虽兼内伤、外感，原宜内伤、外感并治，为治外感用西药，取孺子易服；治内伤用中药。先后分途施治，方为稳妥。

处方　安知歇貌林一瓦

为一日之量，分作三次，开水化服。将此药服完后，其灼必减轻。继用生地八钱煎汤一茶杯，分多次徐徐温饮下，灼热当痊愈。但用生地者，取其味甘易服也。

效果　先将歇貌林服下。每服一次，周身皆微有凉汗，其灼热果见轻减。翌日，又将生地煎汤，如法服完，病即霍然愈矣。盖生地虽非补肝虚正药，而能滋肾水以生肝，更能凉润肝血，则肝得其养，其肝之虚者，自然转虚为强矣。

病者　卢姓，盐山人，在天津包修房屋。

原因　孟秋天气犹热，开窗夜寝受风，初似觉凉，翌日，即大热成温病。

病候　初次延医服药，竟投以麻、桂、干姜、细辛大热之剂。服后心如火焚，知误服药，以箸探喉，不能吐，热极在床上乱滚，症甚危急，急来迎愚。及至言才饮凉水若干，病热稍愈，然犹呻吟连声，不能安卧。诊其脉，近七至，洪大无伦，右部尤甚，舌苔黄厚，大便三日未行。

诊断　此乃阳明胃腑之热已实，又误服大热之剂，何异火上添油。若不急用药解救，有危在目前之虞。幸所携药囊中有自制离中丹（系用生石膏一两、朱砂二分制成），先与以五钱，俾用温开水送下。过半点钟，心中之热少解，可以安卧。俾再用五钱送服。须臾，呻吟亦止，再诊其脉，较前和平。此时可容取药，宜再治以汤剂以期痊愈。

处方　生石膏三两　知母一两　生山药六钱　玄参一两　甘草三钱

煎汤三盅，分三次温饮下。

效果　当日将药服完。翌日，则脉静身凉，大便亦通下矣。

治愈笔记

盐山王瑞江，气虚水肿，两腿肿尤甚，方用生黄芪、威灵仙治愈。

天津铃当阁于氏少妇，头疼过剧，且心下发闷作疼，兼有行经过多证，以建瓴汤加减治愈。

津市钱姓小儿，四岁，灼热滑泻，重用滋阴清燥汤治愈。

李仟斋，山东银行执事，夏日得少阴伤寒，用麻黄附子细辛汤，加生山药，大熟地二味治愈。

杨德俊，疯狂温病愈后，变成脉弦硬，用：

生赭石两半　龙骨、牡蛎各八钱　杭芍、花粉各四钱　半夏、菖蒲各三钱　远志、甘草各二钱

服一剂而愈。

临证随笔

奉天大西关宫某，年三十余，胸中满闷，常作呃逆，连连不止，调治数年，病转加剧。其脉洪滑有力，关前尤甚，知其心火炽盛，热痰凝郁上焦也。遂用朴硝四两，白矾一两，搋炒

熟麦面四两，炼蜜为丸，三钱重，每服一丸，日两次，服尽一料痊愈。盖朴硝味原咸寒，禀寒水之气，水能胜火，寒能治热，为心家对宫之药，为治心有实热者之要品。《内经》所谓"热淫于内，治宜咸寒"也。用白矾者，助朴硝以消热痰也。调以炒熟麦面者，诚以麦为心谷，以防朴硝、白矾之过泻伤心，且炒之则气香归脾，又能防硝、矾之不宜于脾胃也。

第一集三三医书评

（答《三三医报》社长裘吉生函）

《温热逢源》第一种评

仲圣《伤寒论》一书，详于论伤寒，略于论温病，遂使后世之治温热者，各执己见，鲜所折衷。斯编上溯《内经》，凡《内经》之论温热者，逐节备载，详为注疏，于温热之证，已能探本穷源。而复即《伤寒论》中之未明言温病而实则温病者，复列若干条，亦复详为注疏。所尤足贵者，《伤寒少阴》篇"两三日内，即有大热"数条，皆解为伏温发动。所谓独具卓识，戡破千古疑团。仆阅至此，不觉手舞足蹈，乐不可支。

或疑少阴病必脉象沉细，似与温热之脉不符。不知邪伏少阴，若能达于三阳，则脉洪大；不能达于三阳，虽中有大热，而仍沉细。

参透此理，不但能得温热治法，即伤寒一书，亦可豁然贯通矣。

《医事启源》第二种评

吾中华医学，创之四千年以前，博大精深，于医理医术，无所不包，无所不盖。乃自西学东渐，浅见者流，竟至厌故喜新，数典忘祖，真可叹也。孰意日本亮祇卿医士，竟能笃信汉学，成《医事启源》一书。凡西人医学新奇之处，莫不于中医古籍得其源本，而特为表彰，俾习医者，知自农轩迄汉唐诸书，皆可宝贵。吾中华医界览之，能无感愧交集而自奋勉也乎！

《医经秘旨》第三种评

治病贵究其原因。原因既得，则临证用药知所注重，不治其病而其病自愈。不然，则治标遗本。以治此人此病则效，以治彼人此病不惟不效，转有因之加剧者。《医经秘旨》一书，持此宗旨，凡论病临证，莫不为隔二隔三之治法，且广引经文以相印证，又无不与经旨吻合。至其论人身之阴阳，深得《易经》阴阳互根之理，尤为精奥。

《医病简要》第四种评

医学之理，贵由博返要，尤贵以要赅博。

《医病简要》一书，所载病案无多，而分门别类，引申触长，实于医理无所不包，无所不彻，且又时出妙论，时用奇方，发前人所未发，治他人所不能治，且能逆料其将变何证，应如桴鼓，诚为医学中之善本也。

《医阶辨证》 第五种评

病之为类多矣，而一病之中，其病因又分多类。使不能细为区别，诊病恒误于疑似之间，用药又何能吻合乎？

《医阶辨症》一书，证分三十九门，又于每门相类之证，细辨其同中之异，更于相异之处，各究其病因，俾人认定方针，不迷所向。读斯编者，直如饮上池之水，洞见垣一方人也。后附虚证用药之法，亦议论精确可喜。

《喉科秘诀》 第六种评

咽喉之证，最为紧要。因其为地无多，食息皆由之经过，偶有阻塞，则食息俱困也。

《喉科秘诀》一书，较之他喉科之书，独为详细精确。服药敷药之外，又辅以针法、灸法，则收效益捷。其喉证种种名目，亦他书所未备，又得时贤曹炳章之批评，可谓尽善尽美矣。

《疬科全书》 第七种评

疬证西人每用手术剖割，然割处愈后必有刀痕，且又不易除根。尝见有割至再三，其割时屡用麻醉药，致损伤元气，身形因之羸弱者，至中法服药内消，又必需以岁月收功，恒苦其过缓。

《疬科全书》之法，以点药治其标，以服药清其本。且其内服之药，又分别各种原因，辨证既精，制方更妙。真疬科之善本也！

《时行伏阴刍言》第八种评

伏阴之证，古书未载，偶遇其证，人或即以霍乱治之。然霍乱无论阴阳，必然腹痛；而伏阴虽至吐泻转筋，不觉腹痛。盖因春夏偶受寒凉，伏于膜原，因感而发，阻塞气化，清不能升，浊不能降，以致先泻后吐，吐泻不已，遂至转筋。治之宜扶阳抑阴，温中散寒，书中苏砂平胃一方，随症加减，投之皆效。诚无尚之妙方也。至参用经方，若附子理中、旋覆代赭诸方，亦莫不与病机吻合。至李贡三君批注此书，谓拙拟之卫生防疫宝丹，以治伏阴，亦屡试屡效。斯又愚拟方时所未计及者也。

《村居救急方》第九种评

医书以普济生命为宗旨，然必待知医者始能用其书，则所济亦非普矣。

至《村居救急方》，多用乡村中寻常物产，知医者能用，不知医者亦能择用。用之得当，转能治大病。即不得当，亦无甚害，诚村居救急之良方也。至于儿科、产科，备载无遗，尤为周密。

《眼蛊燃犀录》第十种评

阅《眼蛊》全书，真如温太真燃犀牛渚，洞彻深渊，物无遁形，奇态怪状，尽现目前。向阅经史及方书所载，疾化竖子，疮中腹中有各样动物，心恒疑之。今观斯编，觉四十余年疑团，豁然顿解。真快事也！所又可取者，驱蛊不必珍贵之品，如败鼓皮、薄荷油，皆为驱蛊要品。盖鼓皮至败，必经鼓柠震动几千万遍，其震动之余威，直如雷霆。薄荷古原名苛，其苛辣之性，实禀秋金至刚之气。故用二物驱蛊，则蛊皆披靡。

至于防蛊、捉蛊、辨蛊，一切诸法，莫不详细精妙。道人岂仙佛化身也？不然，何仅以燃犀为号，不留姓氏于人间耶？

《外科方外奇方》 第十一种评

此书第一卷分四部：

一曰升降部：升降诸丹无所不备。所异者升丹不但有红升，且有白升。至降丹则可降之再二再三，屡次另加药品。俾用此药者，化腐即以生肌，毫无痛楚。

二曰围药部：其锭药、散药诸方。围于外者，能束住疮根，不使散漫，即以防周身之热力贯注于疮；其敷于内者，能使疮毒暗消于无形，不留芥蒂。

三曰内消部：所载内服诸药，并皆精妙。

四曰内护部：能护卫心主，不使疮毒内攻。

此虽为第一卷之四部，实为全书提纲。至二卷、三卷，疮科杂证俱备。四卷论治疔毒之诸方，尤为精当。

《咳论经旨》 第十二种评

统观《咳论经旨》全书，凡《内经》、《难经》、《金匮》、《伤寒》、《脉经》诸书之论咳者，莫不备载。且逐节逐句，诠解甚明，或引注疏，或参己见，务将经旨曲曲传出，俾咳证之病因，尽皆披露。是其书不但为治咳证法程，实亦解经之善本矣。

《临证经验舌法》第十三种评

从来望居四诊之首，较闻、问、切为尤要。然望其外，又不如望其内。至于临证验舌一法，则自外而内矣。

古者验舌无专书。至于《金镜录》、《观舌心法》诸书，又专为伤寒而设，未及他证。今观杨君云峰所撰验舌一书，其法简而赅，圆机活泼，又示人以法外之法。诚于四诊之外，独树一帜，且于每一种舌下，又必缀明当用何方，或用何方加减。洵诊病之金鉴也。

《沈氏经验方》第十四种评

尝思天下事，非亲自实验中来，虽言之凿凿，犹不足信。

近阅《沈氏经验方》一书，历数所用诸方，效验彰彰可考。且其人好行其德，随身自带救急良药，到处济人。其人纯乎善人，其言必确然可信，其方必为救人之良方无疑也。且愚细审其方，实皆能出奇致胜。至其后选杂证诸方，多有愚所喜用者。其奏效之处，亦诚如其书中所言也。

《痧疫指迷》第十五种评

痧证与霍乱皆属暴病，然霍乱可以疫统之，因霍乱多遍境传染，痧证则偶有一二也。《痧疫指迷》能见及此，故命名则痧疫并列。至用方处，则痧与霍乱，亦恒浑同治之。其开卷《急救溯源》段，谓霍乱痧胀诸病，最紧急者莫如闭痧。然有寒闭、热闭，寒闭开以热药，热闭开以寒药，可谓精论不磨。至其选用诸方，有开寒闭者，有开热闭者，有寒、热二闭皆能开者。更辅以刮法、灸法、刺法，则痧疫诸证，皆能随手奏效。

《灵兰要览》第十六种评

金坛王宇泰先生，有明一代之医宗也。所著《医统》、《准绳》之外，又有《灵兰要览》两卷。细阅其书，是先生于各种病证独有会心之处，特为录出。而于喘证、腰痛两门，持论尤为精确，原可与《医统》、《准绳》相辅而行。洵可宝贵也。

《凌临灵方》第十七种评

临证之道，不用古方，不能治病；拘守古方，亦不能治病。

《凌临灵方》一书，其谈理透彻，仿佛香岩；其药玄妙，仿佛潜斋。折衷经义，而不尽用经方。即选用经方，亦必因证化裁，与病机息息相赴。名为《灵方》，可谓名实相符矣。

《推篷悟话》第十八种评

愚尝论：哲学通于医学。

今观李元荐先生《推篷悟话》，语语多从哲学中来。故其中论人身之气化，较他书为独精。不拘于谈医，而医理转因之透彻无遗。此所谓超以象外，得其寰中也。

医者执此，既能得养生之道，更能精救人之术矣。

《旧德堂医案》第十九种评

尝思医者喜阅医案，为其足以瀹我性灵，益我神智也。然必其人之性灵神智，迥异恒流。而后其治验之案，乃能神明变化，广被医林。

愚尝执此以衡近代医案，得三家焉：一为喻氏《寓意草》，二为徐氏《洄溪医案》，其三即为《旧德堂医》也。三家并峙，直如华岳三峰矣。

《内经辩言》第二十种评

《内经》之书最古，时当初造文字，字不足用，原有通用之法，有如四子书中人通于仁，谦通于慊者是也。且年湮代远，口授笔录，亥豕鲁鱼之讹，尤所不免。释经者不谙古训，惟知循文强解，致《内经》精义不明于世，诚于医学大有关系也。

前清俞由园先生，博通经史，深于汉学。其《内经辩言》一书，于注疏错误之处，皆本汉学解经之法正之，俾《内经》之精义复明于世。其表彰《内经》之功，何其伟哉！

《诊脉三十二辩》第二十一种评

医家四诊，以辩脉为最要。医者终身临证，而于诊脉之际，总觉游移而无确据。此固因脉法之难学，实亦脉学之书，不能简要详明，令人一目了然也。

今阅《诊脉三十二辩》一书，开端先论诊脉大法，提纲挈领，已于脉学探骊得珠。继则纳繁于简，令人易于领略。而又各详其脉形，各详其主病，则简而不陋，有如秦镜高悬，令人脏腑备见。继则将脉道经历之处，主生何病，又详细备载。继又论脉之胃气，脉之关格，脉之有无。凡脉学紧要之处，莫不推论尽致。

《专治麻疹初编》第二十二种评

麻疹之证，在小儿最为危险。诚以麻疹之毒，虽发于内，实多兼外感杂证。即天时人事之交，变化无穷，形迹各异。斯非博采群书，集其大成，不足尽麻疹之治法也。

近阅《专治麻疹初编》，分述古、征今、方论诸编。其述古也，名言鸿论，搜罗无遗；其征今也，辨证审机，洞彻不爽；其方论亦多采之名家，而兼参以心得。麻疹一科，无证无方不备，洵福幼之佳编也。

《产科心法》第二十三种评

产科之书，行世者非无善本，而法皆不备。

《产科心法》一书，于胎前产后诸证，莫不探本穷源，详载治法。其辨妊脉，辨所妊男女，皆极精确。至其所论种子之法，且必得男，尤为奥妙，发人梦醒。

《本草衍句》第二十四种评

赏观古圣作经，文多韵语，句多排偶，取其便于诵读也。至于医书，欲人便于诵读，则编述之时，句法亦宜斟酌。

是以《本草衍句》一书，其疏解药性，亦犹他种本草。惟属词比句，易于记诵，最便初学。而每药之下，又详载伍以何药，即能治何病，尤为详细周至。

《先哲医话》第二十五种评

《先哲医话》一书，成于东人。细阅一周，益叹吾中华古圣昔贤文教，广被流泽孔长也。其书集东国汉学名医语录，共有十三家，莫不祖述农轩，私淑仲景。其卓识妙论，皆与经旨相发明。而其中田和东郭论药之精当，荻野台洲辨证之详悉，尤为其中翘楚。

吾中华医界对之，能无感愧交集，而深自愤勉也哉！

《陈氏幼科秘诀》第二十六种评

幼科为哑科，痛苦不能自言。而尤皮肤浅薄，脏腑娇嫩，饮食不知自检，易染疾病。加以痘疮、麻疹皆属幼科，是以幼科为难也。

陈氏幼科一书，凡于小儿易得之证，莫不详载治法。而于疳积、惊风诸证，论之尤精，治法尤备。名之曰秘诀，洵非溢美也。

《秋疟指南》第二十七种评

《内经》论疟，历举手足十二经，然但详刺法，而未言用药治法。至后世之论疟者，则又责重足少阳一经，而不赅不备。

详阅《秋疟指南》，综汇诸疟，皆详载治法。而其自拟两泽汤一方，尤为救颠扶危之妙药，是诚集疟科之大成。俾治疟者，无论所遇何疟，皆胸有定识，不迷所向，洵为疟科之指南矣。

《备急灸法》第二十八种评

针、灸皆治病之捷径，救急要着。然针法非素习者不能，至灸法，若知其当灸何处，则人人皆能，是灸法又便于针法也。

《备急灸法》一书，传至宋代，佚而复得。即非素习医者，按图各灸其处，亦可随手奏效。而于筋骨诸病，或沉痼之疾，灸之尤为得力。真济世活人之慈航哉！

《医源》第二十九种评

治病必探其源，此中医之特长也。然必于医理先穷其源，而后能临证深探其源。

《医源》一书，先由俯察仰观，以深究天地之气化；更因天地气化，以推及人身气化。人身之气化明，则医理自能得其源矣。所尤足贵者，河图生成之数理推之，莫不触处洞然，纤微备彻。学医得源，自能临证深探其源矣。

《马培之医案》第三十种评

外科之书，不乏善本。至外科医案，则专集罕觏.

马培之先生所评《证治全生集》，久为世所宝贵。今阅其外科医案专集，其审证之确，用药之妙，允足为外科法程。至其所论疬风治法，尤为精当。斯编原可与所论《证治全生集》相辅而行也。

《本事方集》第三十一种评

尝思医方非经名医选择，不足贵。诚以名医能识方，犹伯乐之能相马也。

宋名医许叔微先生，曾著《本事书》十卷，久为医界所宝贵。至其续集十卷，则得之日本。诚所谓"礼失求诸野"矣。

今观其书所载诸方，多离奇新异，令人乍视之不得其解，及深思之则确有精义。是诚所谓海上仙方，而不可以寻常方术视之者也。

《曹仁伯医案》第三十二种评

人之脏腑，各有体用，各有性情。不知脏腑之体用性情，不能穷病之根源。既知其体用性情，而不知其与气化相关之实际，亦不能穷病之根源。

今观曹仁伯先生医案，其于天地之气化，人身之脏腑，研究深矣。故其临证也，能洞达原因，视彻表明，调药疏方，自能息息与病机相赴。医案中之佳品也。

《南医别鉴》第三十三种评

《内经》论五方用药，各有所宜。至后世用药，则惟注重南北之分。诚以北多陆，南多水；北多寒，南多热。为南多热也，故温病多；为南方多热，且多水分，故湿温又多。

自叶香岩之《温热论》出，而温病之治法明。薛一瓢之《湿热条辨》出，谓人中气实，则病在阳明；中气虚，则病入太阴，而湿温之治法亦明。二家之书，诚南医之金鉴也。

后公望薛氏著《伤寒辨症歌括》，实则伤寒温热并论。且论温热处，又实本源叶、薛二家，故可与叶、薛二家之书综汇为一编，而为南医之治温热、治湿热者不二法门。

究之，医皆可贯通，引而申之，触类而长之，即以治北方之病无难矣。

后学发古

张锡纯温病学术思想探析

李士懋　田淑霄

张氏以擅治外感热病而驰名。主张寒温统一，重视透解，扼守阳明，善用白虎，脱证责肝。虽未自成体系，然亦不乏卓识。

一、寒温统一

随着温病学的形成，展开了迄今未息的寒温两派之争。张氏对叶吴王薛温病学说评价比较公允。在评《南医别鉴》中说："自叶香岩之《温热论》出，而温病之治法明；薛一瓢之《湿热条辨》出，而湿温之治法亦明"（下·372）〔注〕但遍观《医学衷中参西录》，张氏在温病学方面，叶吴之学影响廖廖，其观点近于伤寒派，崇尚仲景学说，力主寒温统一。他的这一观点，主要表现于以下几点：

（一）伤寒统辖温病

张氏治温病，并不遵从卫气营血、三焦辨证施治体系，力主伤寒统辖温病，温病当按伤寒六经分治。张氏云：有谓温病"当分上、中、下三焦施治者，皆非确当之论，斟酌再四，惟仍按《伤寒论》六经分治乃为近是"（下·327）。至于伤寒、中风、温病三者的区别，张氏认为《伤寒论》中"恒于论脉处有所区别也"

（二）温邪袭入和传变途径与伤寒同

"温邪上受，首先犯肺，逆传心包"十二字，被称为叶香岩《外感温热篇》之提纲。张氏对此采取否定态度，云："至谓温病入手经不入足经者，其说尤为不经"（中·368）；无论伤寒、中风、温病，"其病之初得，皆在足太阳经，又可浑以太阳病统之也"（上·370）。至于湿温的感受途径，张氏却采纳了叶吴理论，谓"湿温，其证多得之褥暑，阴雨连旬，湿气随呼吸之气传入中焦，窒塞胸中大气，因致营卫之气不相贯通"（上·227）。对于温病的传变，张氏亦摒弃了卫气营血和三焦传变的学说，认为是由太阳迅速传入阳明。其与中风、伤寒传阳明之不同，在于化热迅速，"恶寒须臾即变为热耳"（中·370）。

（三）温病怡法备于伤寒

张氏认为，温病治法备于伤寒。寒温治法之别，在于"始异而终同。为其始异也，故伤寒发表可用温热，温病发表必用辛凉；为其终同也，故病传阳明之后，无论寒温，皆宜治以寒凉，而大忌温热"（上·199）。即使温病初起治宜辛凉，然辛凉之法亦备于伤寒。"麻杏石甘汤实为温病表证之的方"（中·375），但其外表未解，内有蕴热即可服用。其他如大小青龙汤、小柴胡汤等，"大抵宜于温病初得者也"。至温病传经已深，若清燥热之白虎汤、白虎加人参汤，通肠结之大小承气汤，开胸结之大小陷胸汤，治下利之白头翁汤、黄芩汤，治发黄之茵陈栀子蘗皮汤等，及一切凉润、清火、育阴、安神之剂，皆可用于温病。（中·373）。

至于伏气温病，其辨证论治方法亦备于伤寒，云："《伤寒论》中非无其证，特其证现于某经，即与某经之本病无所区别"（中·373）。伏气温病可外达三阳，内窜厥少。"其发于阳明者……宜投以白虎汤，再加宜散之品……仍在浮分，仍当投以汗解之剂，宜辛凉发汗"（中·390）。伏热内窜少阴者，少阴篇之"有大热数条，为伏温发动"（下·362）。少阴篇之黄连阿胶汤、大承气汤，即为少阴伏气温病者设。据上可见，张氏论温病，并不遵从叶吴之学，而是力主寒温统一，伤寒统辖温病。

二、通病初起，清通并举

张氏将温病分为三类，曰风温、春温、湿温。三类温病虽表现不同，但初起张氏皆清透并举，着意汗解，务求透邪外达。尝云："自拟治温病初得三方，一为清解汤，一为凉解汤，一为寒解汤，三方皆以汗解为目的"（中·369）。

为什么温病初起即用清解里热之品？这涉及到对温病本质的认识问题。张氏曰："大凡病温之人，多系内有蕴热，至春阳萌动之时，又薄受外感拘束，其热即陡发而成温"（中·391）；"患风温之人，多系脏腑间先有蕴热"（中·368）。新感与伏气温病皆有蕴热，然二者区别何在呢？张氏认为风温多属实热；伏气温病除有蕴热外，又必兼有阴虚。既然新感伏气都有内之蕴热，故温病初起即当清解里热。张氏这一见解深刻揭示了温病属于"郁热"这一本质问题。明确了这一点，对温病的理解及临床，都有重大指导价值。叶氏云："温邪上受，首先犯肺。"温邪首先侵袭于肺，所以温病初起，即以肺之郁热为主要病理改变。肺中郁热失之清肃，必致热势鸱张，迅即深传。清其里热，挫其病势，可截断传变。吴鞠通立银翘散、桑菊饮为温病初起之方，取银花、连翘、芦根等清其里热。叶氏于《临证指南》风温诸案中，惯以栀子皮、淡豆豉等透上焦郁热。张氏自拟之温病初得三方，皆通以石膏清其内热。石膏性寒味辛，清而能透，凉而不遏，能使在里之热透达肌表而解，清透之力远胜银花、连翘，一改叶吴轻淡之风。

何以清热之中又伍以宣透之品？盖缘于温病初起之热乃为郁热，又薄受外感激发。既为郁热，就当遵循"火郁发之"之旨，宣散郁结，疏通气机，透邪外达。若徒执寒凉，只清不透，气机更形冰伏，则邪无由出。张氏温病初起三方，选用薄荷，连翘、蝉蜕，不仅能发表，且能"引胃中化而欲散之热，仍还太阳作汗而解"（中·230）。先生于温病初起即立足于"透"，正是基于对温病是"郁热"这一本质深刻认识的基础上提出来的。

余临证遵从先生清透并举法则，用升降散伍以清解汤治疗温病初起。盖升降散能升清降浊，疏通气机，合以清解汤，则清热透达之力更胜。此方善能汗解而不强汗，清热而不凉遏，透达而不耗散，务在调畅升降枢机，返其本然之性，王而不霸，诚为良方，故治温病初起每获良效。

三、扼守阳明，善用白虎

张氏认为，无论伤寒、中风、温病，皆入里化热，呈阳明热盛之象，治皆以寒凉清热为主，不复有伤寒、中风、温病之分。邪入阳明，委白虎以重任，灵活化裁，通权达变，大大扩展了白虎汤的应用范围，挽救了众多危证。

（一）阳明经热必用白虎

关于白虎汤的用法，后世悉遵仲景之明训，用于阳明经证。其典型症状为"四大"，即大热、大汗、大烦渴、脉洪大。四者俱备，固然用之无疑，但临床如此典型者寡，因而吴鞠通有白虎四禁，示人使用白虎之规矩。吴氏曰：“白虎本为达热出表。若其人脉浮弦而细者不可予也，脉沉者不可予也，不渴者不可予也，汗不出者不可予也。”张氏评曰：“吴氏谓脉浮弦而细者禁用白虎，此诚不可用也。至谓脉沉者、汗不出者、不渴者皆禁用白虎则非是”（中·388）。这就把吴氏的白虎四禁打破了三禁。张氏还列举了大量验案来证实他的观点。据余临床体验，张氏的论断是正确的，热、渴、汗非必有之症，唯脉洪为必见之症。只要脉洪大，又有阳明热盛之一二症，则无论外感内伤，白虎皆可用之。

（二）阳明腑实，亦用白虎

《伤寒论》中，阳明腑实用三承气汤，此乃大法。然张氏认为承气力猛，徜或审证不确，即足偾事。于是据其三十余年临证经验，得一用白虎汤代承气法。曰：“凡遇阳明应下证，亦先投以大剂白虎汤一二剂，大便往往得通，病亦即愈其间有服白虎汤数剂，大便犹不通者，而实火既消，津液自生，肠中不致干燥，大便自易降下”（上·253）。

阳明腑实服白虎汤时。张氏更改其服法，将石膏为末而不入煎，以药汤送服之。因屡用此方奏效，张氏遂名之白虎承气汤。且曰：“生石膏若服其研细之末，其退热之力，一钱抵煎汤者半两”（中·363）。据余体验，只有阳明热结未甚，或仅大便干结者，以白虎代承气，不失为一妙法。然阳明热结甚者，亦必以承气汤荡之。

关于温病应下之指征，叶氏曾详论其舌，张氏更于脉上断其应下与否，云：“阳明病既当下，其脉迟者固可下，即其脉不迟亦不数者亦可下，惟脉致乃至六至则不可下，即强下之病必不解，或病更加剧"（中·363）。又："脉虚数而舌干者，大便虽多日不行，断无可下之理；即舌苔黄而且黑，亦不可下。"惟以白虎加人参汤、石膏为末服之，使其热消津回，大便自通为是。

（三）肝风欲动，亦用白虎

张氏云："肝风欲动，其治法当用白虎加人参汤，再加生龙骨、生牡蛎各八钱。方中之义，以人参补其虚，白虎汤解其热，龙骨、牡蛎以镇肝熄风"（中·387）。盖邪入阳明，淫热于肝，致肝风内动。以白虎撤其阳明之热，肝不受烁，肝风自宁，亦釜底抽薪之法，不失为张氏卓见。

（四）神昏谵语，亦用白虎

温病神昏谵语，叶氏创热陷心包之说，张氏并未肯首，而是遵从陆九芝之说，"胃热之甚，神为之昏。从来神昏之病，皆属胃家。"张氏又进而将热病神昏分为虚实两类。其脉象果洪而有力，按之甚实者，可按阳明胃实治之，投以大剂白虎汤，若脉兼弦、兼数，或重按仍不甚实者，治宜白虎加人参汤。

（五）妙用白虎加人参汤

白虎加人参汤，一般用于阳明热盛而伤气耗津脉芤者。张氏据其经验，扩展了该方使用范围。曰："凡用白虎而宜加人参者，不必其脉现虚弱之象也。凡验知其人劳心过度，或劳力过度，或在老年，或有宿疾，或热已入阳明之腑，脉象虽实而无洪滑之象，或脉有实热而至数甚数者，用白虎汤时，皆宜酌加人参。凡遇产后寒温证，其阳明腑热已实，皆宜以白虎加人参汤。更以玄参代知母、生山药代粳米，莫不随手奏效"①（上·267）。盖人参能益气生津，石膏得人参之助，一可益气而助石膏药力之运行，以发挥其清热透邪之功；一可使寒温之后真阴顿复，而余热自消。

（六）灵活化裁，巧出新意

张氏善用白虎，能依据病证不同，巧为裁夺，组成众多新方，如仙露汤、石膏粳米汤、镇逆白虎汤、白虎加人参以山药代粳米汤、寒解汤、变通白虎加人参汤、清盂汤、清淤汤、白虎承气汤、白虎续命汤、鲜茅根水煎白虎加人参汤、白虎生地代知母汤、白虎加蜈蚣汤等，皆由白虎衍化而来。纵横捭阖，得心应手，皆合法度，诚善用白虎者。

四、以汗测证，见识卓绝

以汗测证，是外感热病中据汗以测病情转归的一种方法。该法为叶天士所创，曰："救阴不在补血，而在养津与测汗。"惜后人未悟测汗之真谛，竟将"测"字删去。王孟英将此句改为"救阴不在血，而在津与汗"，现行中医学院统编教材《温病学》，亦依王氏所改而录。不仅埋没了叶氏测汗这一重要学术观点，亦使原文晦涩难明。张氏虽未明确将测汗法升华为理论，然在实践中已不断运用，这是长期实践的宝贵经验，恰与叶氏理论不谋而合。

张氏云："人身之有汗，如天地之有雨。天地阴阳和而后雨，人身亦阴阳和而后汗"（上·231）。张氏这一见解，实由《内经》"阳加于阴谓之汗"中悟出。所谓阴阳和，首先是阳气与阴精的充盛，阴精足而作汗之资不乏，阳气充而蒸腾气化有权，其次是阴阳升降有序，阳气布而能蒸腾气化，阴精敷而能达表化汗。反之，汗出异常之因亦不越此二端，一为阴阳虚衰，阳虚无蒸化之力，阴虚无作汗之资；二为邪气壅塞，阳气不敷，阴精不布，皆不能作汗。这两类汗出异常，在热病各个阶段中皆可见到，二者一虚一实，机理迥异。因而，测汗之法亦广泛适用了热病的各个阶段。

新感温病邪在卫分时，由于肺气膹郁而寒热无汗。卫依肺来宣发，津赖肺而敷布。今肺郁则卫不布、津不敷，故尔无汗。治当宣解肺郁，使肺气宣发，透邪外达。故用辛凉之剂，凉以解热，辛以宣达。当肺郁解，气机畅，卫布津敷，里解表和，自然津津汗出。反过来，临床见此汗，就可以推断肺郁已除，此即测汗法在卫分证的应用。叶氏所说的"在卫汗之可也"，正是指的这种汗，意即卫分证予辛凉宣透后，见到这种汗就可以了，此与测汗法理出一辙，互为阐发。惜今多误解"汗之可也"为汗法，与"温病表汗"之旨相悖。赵绍琴老师曾明确指出："汗之可也，是目的，不是手段"，可谓一语破的。

诚然，卫分证亦可自汗出。此汗，乃因阳热郁极而伸，热迫津泄而为汗。此非正汗，而为邪汗。正汗者，微微汗出，持续不断，遍身皆是，随汗出而热减脉静。用以测病之汗，即此正汗。邪汗恰与正汗相对，汗出不彻或大汗，头胸汗出而非遍身皆见，阵阵汗出而非持续不断，汗出热不衰脉不正。由邪汗而转见正汗，标志肺郁已解，表解里和矣。

当邪入气分时，虽证情不同，然测汗法仍然适用。如阳明腑实证，因热与糟粕相搏结，阻塞气机，可灼热无汗，或仅手足濈然汗出。迨通下之后，热结一开，气机畅达，阳可布，津可敷，转见遍体津津而汗。孰能谓承气汤为发汗剂？此乃气机畅达，阴阳调和的结果，诚不汗而汗者也。白虎证之大汗，乃热炽迫津所致，予白虎清解之后，热衰汗敛，转见遍体微汗，测汗法依然适用。

64

当营分、血分证时，一者因热邪深陷而气机郁闭更甚，二者因热灼津伤而作汗之资匮乏，因而灼热无汗。当透其营热、滋其营阴，转见遍身津津汗出。临床据此汗即可推断营热已透、营阴已复矣。温病后期，因津亏液耗而无汗者，待养阴生津之后，亦可见周身微微汗出，临床可据此汗断定阴液已复。测汗的意义，正如章虚谷所说："测汗者，测之以审津液之存亡，气机之通塞也。"

张氏对测汗法有精辟的论述，他说："发汗原无定法，当视其明阳所虚之处而调补之，或因其病机而利导之，皆能出汗，非必发汗之药始能汗也"（上·231）。又曰："白虎汤与白虎加人参汤，皆非解表之药而用之得当，虽在下后，犹可须臾得汗。不但此也，即承气汤亦可为汗解之药，亦视用之何如耳"（上·233）。又曰："寒温之证，原忌用粘腻滋阴，而用以为发汗之助，则转能逐邪汗出，是药在人用耳"（上·231）。张氏所指乃正汗，这就是"调剂阴阳，听其自汗，非强发其汗也。（上·230）。

测汗法，究其渊源，可溯自《伤寒论》①。桂枝汤将息法中，始终以汗为测病转归之指征，此即测汗法，据余临证三十年体验，凡外感热病，测汗法确有指导意义，如治小儿腺病毒肺炎，即使高热喘促，肺大片实变，或并发心衰、胸腔积液、心包积液，只要见到正汗，病情随之好转乃至痊愈。足见测汗法确有指导意义。

五、元气脱越，资之干肝

外感热病过程中，脱证实非罕见，主要见于以下四种情况：一是由于邪气太盛，正气不支，出现突然衰竭的亡阳证；二是暑热伤气耗津，津气欲绝；三是热炼真阴，阴竭阳越；四是吐利、大汗、亡血、邪气久霸，正气耗竭而气陷阳脱。关于脱证，历来以元气虚衰立论，而张氏独树一帜，责之于肝。曰："凡人元气之脱，皆脱在肝，（上·26）。人之脏腑，惟肝主疏泄。人之元气脱越，恒因肝之疏泄太过，治当重用敛肝之品。张氏认为，凡脱证皆当"急则治标……此时宜重用敛肝之品，使肝不疏泄，即能杜塞元气将脱之路"（中·308）。敛肝之品，张氏独重山萸肉，谓其"大能收敛元气，振作精神，固涩滑脱"（中·36）。又曰：萸肉救脱之力，十倍于参芪"。

笔者于临床实践中，遵照张氏重用山萸肉浓煎频服以治疗脱证的方法，取得突出之疗效。在山萸肉抗休克的实验研究中，亦显示了令人鼓舞的效果[3]。以山萸肉救脱、抢救危症，有着良好前景。

[注] ①下·372：为河北科技出版社 1985 年版《医学衷中参西录》下册第 372 页。余同。

参考文献

①田淑霄等"桂枝汤将息法与测汗"《天津中医》1989、2：37

②田淑霄等"山萸肉在内科急证中的应用观察"《甘肃医药》1983、1：50

③田淑霄等"山茱萸抗家兔失血性休克实验研究"《中国医药学报》1955、3：31

张锡纯妇科学术思想探讨

田淑霄　李士懋

张锡纯论治妇科病证，首重于冲，善调脾肾，不囿旧说，多发前人之未发，虽未美备，然亦熠熠生辉。兹不揣浅陋，述其涯略。

首孟于冲

历代医家论治妇科病证，或重于脾，或重于肾，或重于肝，或重气血。然张氏独重于冲，谓冲脉"上隶阳明胃经，下连于少阴肾经，有任脉为之担任，督脉为之督摄，带脉为之约束，阳维、阴维、阳跷、阴跷为之拥护"（上·349）[注]。显然，张氏将冲脉冠于奇经之首，盖因冲脉起于胞中，为十二经脉之海，渗灌阴阳，为全身气血之要冲，故张氏独重冲脉。张氏创妇科17方，而，冲者居其七，于此可见一斑。

冲脉为病荣源于《内经》。《素问·骨空论》，曰："冲脉为病，逆气里急"。《内经》以降，虽代有发挥，皆语焉不详。张氏独具只眼，探幽发微，详论冲脉之病因、病症、病脉及治法。曰："冲气上冲之病甚多，而医者识其病者甚少；即或能识此病，亦多不能洞悉其病因，而施以相当之治法也。"论冲气上冲之因，"固由于肾脏之虚，亦多由于肝气态横。"论冲气上逆的症状，曰："阻塞饮食，不能下行，多化痰涎，因腹中膨闷、哕气、呃逆连连不止，甚则两肋胀痛，头晕目眩，其脉则弦硬而长。"（中·464）。冲脉为病，有寒热虚实之别，故张氏又提出了一系列调冲方法，曰："郁者理之，虚者补之，风袭者祛之，湿胜者渗之，气化不固者固摄之，阴阳偏盛者调摄之"（上·349）。张氏还据此创立了理冲汤、安冲汤、温冲汤、固冲汤等著名方剂，为后世所称道，并广泛用于临床。张氏治冲之法可概括为镇逆降冲、补虚固冲、温阳暖冲、活血调冲等法。

1. 温阳暖冲

温阳暖冲法主要用于阳虚冲寒不孕者。张氏本《内经》太冲脉盛，月事以时下，故有子"之说，认为"在女子则冲与血室实为受胎之处"，"冲脉无病，未有不生育者"，故"女子不育，多责之冲脉"（上·349）。张氏创立了温冲汤，治妇人血海虚寒不育者。方以附子、肉桂、补骨脂、小茴香、紫石英壮命火以温冲，归身养血，鹿角胶、胡桃仁益肾填精，山药补脾肾而培其生化之源。方中独重用紫石英者，取其性温质重，能引诸药直达于冲而温暖之。全方着眼于肾阳，补而不滞，温而不燥，切中病机，为妇科治疗不孕证的常用方剂。尤其对子宫发育不良及卵巢功能失调所引起的不孕证，该方常可获满意疗效，温冲法亦用于癥瘕、月信不通、带证、血崩者。

2. 镇逆降冲

镇逆降冲法主要用于倒经及妊娠恶阻等证。《素问·厥论》曰："阳明厥逆，喘咳身热，善惊、衄、呕血。"张氏本《内经》之旨，谓倒经虽属胃气上逆，然其本缘于冲气上逆。冲脉上隶阳明、下连肾经，少阴肾虚，其气化不能闭藏以收摄冲气，则冲气易于上干；阳明胃虚，其气化不能下行以镇安冲气，则冲气亦易于上干。冲中之气既上干，冲中之血自随之上逆，此倒经所由来也"（上·352）。张氏以仲景麦门冬汤加味治之，取半夏降胃安冲，因半夏禀秋金收降之性，力能下达，为降胃安冲之主药；山药补肾敛冲，冲中之气安其故宅，冲中之血自不上逆；更以芍药、桃仁、丹参开其下行之路，使冲中之血得循故道，倒经自止。妊娠恶阻，张氏以其冲气、胃气皆上逆"（上·355），用安胃饮治之。方中半夏辛温下行，为降逆止呕之主药；生赭石压力最雄，能镇胃气、冲气上逆，开胸肠，坠痰涎，止呕吐，通燥结，（上·29）。半夏、赭石二药，张氏视为降逆平冲之要药，凡冲气上逆之呕吐、倒经、吐血、咳喘、呃逆、痰饮、中风等皆用之，这是张氏用药的一个特点。

3. 补虚固冲

补虚固冲法主要用于冲任滑脱之崩漏、带下证。张氏云："女子血崩，因肾脏气化不固，而冲任滑脱也"（中·484）。治以固冲汤。方以白术、黄芪益气健脾而摄血。山萸、白芍补肝肾而收敛元气，煅龙牡、茜草、螵蛸、五倍子、棕炭固涩滑脱以止血。该方补涩并用、标本相兼，止血固脱之力甚雄，诚治血崩佳方。安冲汤与固冲汤，多有相同之处，安冲所治者缓，固冲所治者急。

大气下陷亦可致冲胃之气上逆，盖"人之大气，原能斡旋全身，为诸气之纲领……能运转胃气使之下降，镇摄冲气不使上冲。大气一陷，纲领不振……冲胃气逆也，（上·353）。张氏于气陷而冲胃气逆倒经者，主以升陷汤，补虚即可降冲；气陷而冲任不固崩漏者，亦以此方主之。

4. 活瘀调冲

冲为血海，乃气血运行之要冲。"若经期产后，风寒外侵，或情志内伤，或任重闪跌，或用药失宜，致妇女经闭不行，或产后恶露不尽，凝结于冲任之中，……遂渐积而为癥瘕矣"（中·481）。瘀血不去，新血不生，脏腑失却濡养，致阴虚作热，阳虚作冷，食少劳嗽，虚证沓来。证虽似虚，然根蒂在于血瘀气滞，理冲汤、丸即为此而设。功能扶正祛邪，消瘀行滞，活血调冲。

善调脾胃

1. 血枯经闭首重脾胃

女子血枯不月，俗以通经破血法治之，往往病未除而正已伤；或具劳热之征，复又滋阴退蒸，阴未复而脾已败。张氏从脾胃入手，以资生汤及资生通脉汤治之。张氏调脾胃，兼蓄东垣、香岩之长，以山药滋脾阴，以白术益胃阳。刚柔相济，润燥并施，更加内金健胃化食消积，二方皆举为主将，三味为不可挪移之品。

2. 胎元不固，补肾安胎

前贤安胎，丹溪以产前多热，谓"黄芩、白术为安胎圣药"；秦天一曰"胎前大约以凉血顺气为主"；陈修园则笃信热药始能安胎；陈自明云："滑胎多是气血不足"。张氏则主张滑胎从肾论治，曰："男生女育，皆赖肾脏作强"，"肾旺自能荫胎也"。立寿胎丸，以菟丝子强腰壮肾为君，辅以寄生、川断、阿胶益肾荫胎。笔者以此方治习惯流产 15 例，皆愈。

不囿旧说，别具只眼

1. 论寒热往来，别开生面。妇人寒热往来，医家多以邪在少阳或热入血室论之，主以小柴胡汤。张氏补前人之未备，又提出了寒热往来的四种原因，在理论与实践上都有重要意义。

气郁寒热往来。张氏云："妇女性多忧思，以致脏腑经络多有郁结闭塞之处，阻遏阳气不能外达，……于是周身之寒作矣；迫阳气蓄极，终当愤发……热又由兹而生"（上·339）。

70

治当疏肝解郁。

肝虚而作寒热。肝胆同气，脏腑相依。胆为阴阳出入之枢，胆病则枢机不利，阴阳出入乖戾而寒热往来；肝为阴尽阳生之脏，肝虚则升降失序，阴阳不相顺接寒热胜复。故张氏云："肝为厥阴，虚极亦为寒热往来"（上·27）。张氏重用山萸肉敛肝补肝治之。

大气下陷而寒热。张氏云："初陷之时，阳气郁而不畅则作寒；既陷之后，阳气蓄而欲宣则作热"（上·156）。此证若不识病源，误为气郁而开之，其剧者呼吸将停；误为气逆而降之，则陷者益陷，当以升陷汤升举大气。

癥瘕阻塞而寒热。"升降出入，无器不有"。若气机被癥瘕所阻，则阴阳升降乖戾。阳气不升，则阴气转而乘之则寒；阳郁蓄极而伸则热。故张氏云："有经闭结为癥瘕，阻塞气化作寒热者，可用理冲汤"（上·339），调其阴阳，破其癥瘕，气血通畅，寒热自除。

张氏论妇人寒热，皆从气机降出入着眼，或邪阻而气化不利，或正虚无力气化，皆可使阴阳升降失调而作寒热。故治有调气解郁、活血破癥、扶正升陷、补肝升阳等法。推而广之，凡邪阻、正虚而升降失常者，皆可致寒热交作。当审因论治，务在调畅气机，升降出入畅达，寒热自除，不可拘于少阳一证。

2. 胎前产后，不囿旧说。俗曰产后宜温，周学霆《三指禅》云："温补二字，在产后极为稳当。其于证之虚寒者，固不外肉桂、干姜；即症之大热者，亦不离肉桂、干姜。"此说一出，遂视产后当温为定律。张氏不囿旧说，曰："产后忌凉，而温热入阳明腑后，又必用寒凉方解"（上·360）。制滋阴清胃汤，重用玄参；热甚者，白虎亦在所不忌，甚至石膏用至数两。

产前宜凉，然确有寒者，热药不避。附子于产前，当用则用，毫不苟循。一例附子用至五钱，母儿无恙。赭石《别录》称其坠胎，张氏恒用其镇冲降逆治恶阻，认为赭石毫无破血之性，其重坠之力亦由上逆之气当之，非人当之，故三月以前之胎用之不避。

张氏创妇科方 17 首，构思精巧，不乏新意，尤其发挥冲脉理论，卓然一帜。

参考文献

[注]：引自《医学衷中参西录》河北科技出版社 1985 年 8 月第一版，上册，第 349 页，略为"（上·349）"，后皆同此。

试论张锡纯对某些药性的特殊认识

傅文录

近代著名医家张锡纯（1860～1933）先生，精究医理，讲究实效，以富有创造精神而著称，他的许多独到见解已为医界所重视，著有《医学衷中参西录》一部影响深远。其对某些药性的独特认识感触颇深，不仅发现了许多药物的独特功效和主治，同时对后人应用好该药物又提供了有意义的借鉴。因此，认真研究张氏对某些药性认识的学术特点，无论是从继承、发扬张氏的学术思想来讲，还是从指导临床实践、提高临床疗效来说，都是非常重要的。因此，笔者就张氏《医学衷中参西录》中部分药性所载，进行浅析如下。

1. 白茅根

张氏认为白茅根味甘、性凉，其中空有节，根类萑苇而象震（《周易·系辞》译释震为萑苇），其性凉故能祛实火，最善透发肝脏郁热，托痘疹之毒外出。其中不但中空，周遭廿上且有十二小孔（细视可见），象人十二经络，故能宣通脏腑、畅达经络，兼治外感之热，而利周身之水也；另其味淡，统体玲珑，故善利小便淋涩作痛；其色白中空（与肺金类似），故能入肺清热以宁嗽定喘；其味甘，故能清虚热，且鲜者嚼之多液（亲自尝试），且能入胃滋阴以生津止渴，并治肺胃有热、咳血、吐血、衄血、小便下血，然必用鲜者其效方著。同时，张氏还认为，白茅根而春日发生最早，是禀一阳初生之气，而上升者也；故凡气郁而不畅者，白茅根皆能畅达之，善利水又理气。盖白茅根生于水边，原秉禀寒水之气，且其出地之时，作尖锐之锥形，故能区入少阳，且肾气上达。在应用上，张氏一切从实际出发对白茅根汤治癃闭，证属阴虚不能化阳，小便不利，或有湿热壅滞，以致小便不利，积成水肿症者，煮药时，张氏亲自视其白茅根若不沉水底，则证明其药没有煎成，并再次移其锅置炉旁，须臾视其皆沉水底，其汤即成。张氏还发现所煮之汤，历经一昼夜即变成绿色，若无发酵之味，仍可服用。

2. 柏子仁

张氏认为柏子仁味微寒甘微辛，气香性平，多含油质。除现代常认为的能补助心气、治心悸怔忡外，张氏还认为其能涵濡肝木，治肝气横恣胁痛。这是因为：柏树独向西北（西北者，金水合并之方也），且其实成于秋而采于冬，饱经霜露，得金水之气尤多。肝脏属木，中寄相火，性甚暴烈，《内经》名为将军之官，如骄将悍卒，必恩威并用而后能统驭之。柏子仁既禀金水之气，水能滋木，如统师旅者之厚其饷也。金能镇木，如统师旅者之严其律也。滋水镇木，则肝木得其养兼得其平，将军之官安其职矣。同时张氏认为，由于柏子仁禀金水之气，其味苦又兼辛，又得秋金肃降之气，故一可滋润肾水，治肾亏虚热上浮，同时又能入肺宁嗽定喘，导引肺气下行。

3. 蜈蚣

蜈蚣具有熄风止痉之功能，可用于痉挛抽搐之病症。张氏对此功效研究认为：蜈蚣之为物，节节有脑，乃物类之至异者，是以性能入脑，善理脑髓神经，使不失其所司，而痫痉之症自愈。

4. 水蛭

水蛭味咸，色黑，气腐，性平。张氏认为其味咸，故善入血分，并因其原为噬血之物，故善破血；因为其气腐，其气味与瘀血相感召，不与新血相感召，故但破血而不伤新血，且其色黑下趋，又善破冲任之瘀。同时张氏研究到，因其味咸为水味，色黑为水色，气腐为水气，纯系水之精华为成，故最宜生用，甚或忌火炙。对于水蛭的破血功效，张氏是这样认为的：凡食血之物，皆能破血。然他食血之物，皆以嘴食血，而水蛭以其身与他物紧贴，即能吮取他物之血，故其破血瘀血之力独优也。

5. 麦芽

麦芽具有疏肝的作用，张氏是这样认为的：盖肝于时为春，于五行为木，原为人身之气化之萌芽（气化之本在肾，气化之上达由肝，故肝为气化之萌芽），麦芽与肝同气相求，故善舒之。而其弟子陈静明则补充说：盖大麦芽经水浸，先生根而生后芽，俱其生发之气，比于春气之条达，故舒肝颇效也。关于麦芽的回乳作用，张氏是这样理解的：至妇人之乳汁为血所化，因其善于消化，微兼破血之性，故善回乳。

6. 龙骨

龙骨收敛阳气、镇安静精神、固涩滑脱之功效，张氏是这样理解的：悟天地间之所谓龙，原系天地间元阳之气，禀有元阳之灵。然气化之妙用，恒阴阳互相应求，龙之飞也，太空之阴应之，与之化合而成雨；龙之潜也，地下之阴气应之，与之化合而成形，所成之形名为龙骨，实乃龙身之模范也。迨阳气萌动上升，龙之元阳乘时飞去，而其化合所成之形质能留地中，于是取以入药，最有翕收之力。凡人身阴阳将离、气血滑脱、神魂浮越之证，皆能愈之。以其原为真阴真阳之气化合而成，所以能使人身之阴阳互根，气血相恋，神魂安泰而不飞越也。同时张氏还认为，龙为天地之元阳所生，是以元气将涣散者，重用龙骨即能敛住，此同气感应之妙用也。且元气之脱，多由肝经，因肝主疏泄也。夫肝之取象为青龙，亦与龙骨为同气，是以龙骨之性，既能入气海以固元气，更能入肝经以防其疏泄元气，经此乃无生之妙药。同时，张氏还引用陈修园之精论，论说龙骨其治痰之作用，陈修园说："痰水也，随火而上升，龙属阳而潜于海，能引逆上之火，泛滥之水下归其宅，若与牡蛎同用，为治痰之神品，今人止知其性涩以收脱，何其浅也"。张氏在其治咳喘，小青龙汤服后，其症状反复者，设有从龙汤，乃重用龙骨即是用其治痰之功用。

7. 肉桂

张氏认为肉桂味辛而甘，气香而窜，性大热纯阳，且肉桂为其树身近下之皮，故性能下达，暖丹田、壮元阳、补相火；其色紫赤，又善补君火，温通血脉，治周身血脉因寒而痹，故治关节腰肢疼痛及疮家白疽。木得桂则枯，且又味辛属金，故善平肝木，治肝气横恣多怒。同时他还研究到：《本经》谓其为诸药之先聘通使，盖因其香窜之气内而脏腑筋骨，外而经络腠理，悠忽之间莫不周遍，故诸药不能透达之外，有肉桂引之，则莫不透达也。

8. 黄芩

张氏认为黄芩味苦性凉，中空象肺，最善清肺经气分之热，由脾而下通三焦，达于膀胱，以利小便。色黄属土，又善入脾胃清热，由胃而下及于肠，以治肠居（澼）下利脓血。又因其色黄而微青，青者木色也，又善入肝胆清热，治少阳寒热往来。同时他还认为其中空兼能调气，无论何脏腑，其气郁而作热者，皆能宣通之；因其中空又善清躯壳之热，凡热之伏藏于经络散漫于腠理者，皆能消除之。治肺痨、肝胆病、躯壳病，宜用枯芩（即中空之芩）；治肠胃病宜用条芩（即嫩时中空者，亦名子芩）。

9. 天冬

《本经》谓"天冬主暴风湿偏痹，强骨髓"二语，张氏观后世解释其理终未透彻，为弄清其真相，他尝嚼服天门冬而毫无渣滓，尽化津液，且觉兼有人参气味，盖其津浓滑之中，原含有生生之气，犹人之积精之化气也。其气挟其浓滑之津液以流行于周身，而痹之偏于半身者可除，周身之骨得其濡养而骨髓可健。且入药者，为天冬之根，乃天冬之在内者也；其外生之蔓多逆刺，若无逆刺者，其皮又是必涩而戟手，天冬之物原外刚而柔也，而以之作药则为柔中含刚，是以痹遇

76

其柔中之刚，则不期开而自开，骨得其柔中刚，不惟健骨且能健髓也。

综上所述，张锡纯先生对部分药性的认识，不仅继承了前贤诸家本草之精华，同时也多有新见。他认为："尝思用药如用兵，善用兵者必深知将士之能力，而后用之所制敌；善用药者亦必深知药性之能力，而后能用之以治病"。因此，张氏为了用好每味药物，除了精研历代本草著作外，还利用前人的解释，来加深自己对每味药性的进一步认识。同时，张氏还充分应用《内经》的五行学说、天人相应之理，发掘出不少药物的新功效，并且多附有自己的验案加以证明。徐洄溪曾曰："药之用，或取其气，或取其味，或取其色，或取其形，或取其质，或取其情，或取其所生之时，或取其所成之地"。张氏正是在这种理论的引导下，加深了对上述一些药性的特殊认识与用法，或是新的功用功效，如其立从龙汤，就是在小青龙汤服用后，病情有反复而设，其中重用龙骨（以其为方名），就是因为龙骨具有治痰神品之功效，这对我们认识药性有极大的帮助。张氏在认识某些药性上，除了理论上充分理解和研究外，最大的优势还在于，他几乎对特殊的药性均亲自观察、尝试、服用，不仅借病人服药后的反馈信息以证明其药性，同时自己勇于尝试，以取得亲身之验证，实在难能可贵。张氏对有的药性解释纵然有不当之处，但我们却可用扬弃的思想来重新认识某些药性，对于临床应用好每味药物，都具有重要的临床意义。

试论张锡纯对一些脉证的认识与研究

　　近代名医张锡纯（1860～1933）先生，河北盐山县边务村人，著有《医学衷中参西录》，影响深远。其治学严谨，富有实践，多有创新。重温《医学衷中参西录》，感悟颇深，特别是张氏的一些临床脉学学术思想，对笔者的启发和对脉学的认识都具有深刻的影响。故此，笔者就张氏的一些临床脉学学术思想进行浅探。

1. 辨外感与内伤脉象

　　脉象之浮，即为外感。但由于左右手之脉象不同，加之病人的情况极为复杂，病程之长短，症状是何如，则尤为重要。张氏在寒解汤（生石膏、知母、连翘、蝉蜕）验案中，有一则为：一少年，孟夏长途劳役，得温病医治半月不效。张氏诊视，见其两目清白，竟无所见；两手循衣摸床，乱动不休，谵语不省人事；其大便乃每漏一两次。诊其脉"浮数，右手之浮尤甚，两尺按之即无"。张氏分析之：虽然病势垂危之极点，但"脉浮"表明病还在太阳，且"右寸浮尤甚"，为将汗之势；其之所以将汗而不汗者，乃人身之有汗如天地之有雨，应天地阴阳和而后才能有雨，人身亦阴阳和而后才汗。此证因为"尺脉甚弱"，阳升而阴不能应，故而无汗则表证不解。故此，张氏不治外感，却依据"尺脉甚弱"之象，运用大润之剂，峻补真阴（熟地黄、玄参、阿胶、枸杞之类，约重六七两，煎汤一大碗，徐徐温饮下，一日连进二剂），济阴以应阳，即日大汗而愈。此案表明：病久右脉寸浮，虽为表证仍在，但已有内伤之正虚，故此"右寸之浮大甚"，但两尺按之即无，表明两侧左右手尺脉均弱甚，则左手与脉证象未提及，即表明左寸无浮象之脉，只提及左手尺脉之弱。虽有外感太阳表邪未除，但正气虚象毕露。表证汗解，观"非必发汗之药始发汗也"，张氏则大补真阴，以阴阳和达表从汗解之妙。

左脉大于右脉，从外感论治。张氏在芍药解中记录一验案：周宝和，二十余岁，得温病，医者用药清解之，旬日其热不退。张氏诊其脉"左大于右一倍"，且"按之有力"。张氏分析认为：如果寒温之邪传入阳明，其"脉皆右大于左"，因为右脉阳明属脾胃也，因而认为"阳明之脉在右也"；因此，张氏认为"此证独左大于右，乃温病之变证"也；故而他从外感论治，方用小剂白虎汤（生石膏用五钱），重加生杭芍两半，煎汤两茶杯顿饮之，须臾小便一次甚多，病若失。

右脉大于左脉，从内伤论治。张氏在芍药解中记录一验案：陈某，年四十余，自正月中旬，觉心中发热懒食，延至暮春，其热益甚，常常腹疼，时或泄泻，舌苔微黄，其"脉右部弦硬异常，按之甚实"。张氏认为：其"脉象不为洪实而弦硬之象者"，因胃土受侮，亦从肝木之化也；此乃外感伏邪，因春萌动，传入胃腑，久而化热，而肝木复乘时令之旺以侮克胃土所致也。因此，治用滋阴泄热之法，药用生杭芍、山药、滑石、玄参各一两，甘草、连翘各三钱，煎服一剂，热与腹痛皆愈强半，且"脉象已近和平"，又将芍药、滑石、玄参各减半，又服一剂而痊愈。

2. 辨肝之虚实之脉象

脉弦而有力，主肝胆火盛。张氏在柴胡解中，有一验案为：一人年过四旬，胁下掀疼（笔者注：考虑为右侧肝胆区域），大便七八日未行，医者投以大承气汤，大便未通而胁下之疼转甚（张氏注：通而未下者，此乃为实热也之明证），张氏诊其脉"弦而有力"，知其为肝气胆火恣盛也，投以金铃泄肝汤（川楝子、乳香、没药、三棱、莪术、甘草）加柴胡、龙胆草，服后须臾大便下，胁疼顿愈。

左关主肝。张氏在桂枝解中，有一则验案为：一妇人，年二十余，因与其夫反目，怒吞鸦片，已经救愈，忽发喘逆，迫促异常，须臾又呼吸停顿，气息全无，约十余呼吸之顷，手足乱动，似有畜积之势，而喘复如故，若是循环不已，势近垂危，延医数人皆不知为何病。后张氏为其诊脉，其脉"左关弦硬"，"右寸无力"。张氏精思良久，恍然悟到："此必怒激肝胆之火，扶下焦冲气上冲胃气"，欲治此证，非一药而兼能升陷降逆不为功，随用桂枝尖四钱，煎汤饮下，须臾气息调和如常。或问：桂枝辛散温通之品，为何有降逆之功？张氏分析到：桂枝其花开于中秋，是桂之性原得金气而旺，且味辛属金，故善抑肝木之盛使不横恣；而桂枝之枝形如鹿角，直上无曲，故又善理肝木之郁使之条达也；且其味甘，故又善和脾胃，能使脾气之陷者升，胃气之逆者下降。故此，张氏认为桂枝能升大气，降逆气。用此病人，一疏肝之郁，二平喘之逆，三调气之升降。故而用药一味，其效如神。

左关微弱为肝虚。张氏在山萸肉解中，有一则验案：周某，年三十许。当大怒之后，渐觉腿疼，日甚一日，两月之后，卧床不能转侧。医者因其得之恼怒之余，皆有舒肝理气之药，病转加剧。张氏诊其脉，发现其"左部微弱异常"（笔者注：以左关脉为主），且病人自言凡疼痛之处皆热，张氏恍悟出：怒则伤肝，伤肝者，乃伤肝经之气血；气血伤则脉弱随之，故其左部脉象如是也。其腿疼者，张氏辨析为：肝主疏泄，中藏相火，肝虚不能疏泄，相火即不能道遥流行于周身，以致郁于经络之间，与气血凝滞而作热作疼，所以热剧之处疼亦剧也。故此张氏重用山萸肉一两，加知母、当归、丹参、乳香、没药，连服十剂，热消疼止，步履如常。其门生万泽东，治一壮年子，因屡经恼怒之余，腹中常作疼。他医用通气、活血、消食、祛寒之药，皆不效。万泽东诊其"脉左关微弱"，知其系怒久伤肝，肝虚不能疏泄也。随用山萸肉二两，佐以当归、丹参、柏子仁，连服数剂，腹痛遂愈。张氏辨治一毛少年，其肝脏素有伤损，"左关脉独微弱"，一日忽胁下作疼；张氏单用柏子仁一两，煎汤服之立愈。张氏认为：柏子仁禀金水之气，水能滋木，如统师旅者之厚其饷也；金能镇木，如统师旅者之严其律也；滋之镇之，则肝木得其养兼得其平，将军之官安其职矣。故此，柏子仁善理肝可知矣。张氏还曾治一女郎，因怒气伤肝经，医者多用理肝之品，至经虚弱，坐时左半身常觉下坠，卧时不能左侧，诊其脉，"左关微弱异常"；知其肝虚，遂重用生黄芪八钱以升补肝气，又佐以当归、山萸肉各数钱，一剂知而数剂痊愈。

张氏所创镇肝熄风汤（怀牛膝、生赭石、生龙牡、生龟版、杭芍、玄参、天冬、川楝子、生麦芽、茵陈、甘草）治内中风证，首辨为其"脉弦长有力"或"上盛下虚"；若"尺脉重按虚者"，加入熟地黄、山萸肉。镇肝熄风汤因其名可知治肝之理，而"脉弦长有力"主肝火上盛，"尺脉重按虚者"为下焦有虚。张氏治刘铁珊将军，其脑中常觉发热，时或眩晕，心中烦躁不宁，"脉象弦长有力，左右皆然"；张氏诊其为脑充血证，投以镇肝熄风汤，加地黄一两，连服数剂，脑中不觉热，后减地黄用量，服药旬日，脉象和平。又治一女性新妇，过门旬余，忽然头痛。他医不效，张氏诊其"脉弦硬而长，左部尤甚"，知其肝胆之火上冲过甚也。遂用镇肝熄风汤，加龙胆草，服两剂头不痛，而"脉象依然有力"，又去龙胆草加地黄，服药数剂，"脉象如常"。从镇肝熄风汤的组成与功用我们可以看出，张氏认为肝脉为弦在左为主，而尺脉弱者则为肝阴之不足，因此其方中既有平肝、镇肝的赭石、龙牡，又有滋阴补肝的龟版、芍药、玄参、天冬，又有疏肝之麦芽、茵陈，可谓是治肝完全符合顺从肝之特性，充分体现张氏对肝脉认识与研究至深之理。

3. 白虎汤证脉象辨

白虎汤证脉当洪滑。白虎汤方三见于《伤寒论》。一在太阳篇，治脉浮滑；一在阳明篇，治三阳合病自汗出者；一在厥阴，治脉滑而厥。故此张氏临床研究认为，白虎汤证之脉象当如洪滑无疑。且如果其脉为洪滑者，知其为阳明腑实证，投以大剂白虎汤原方，其病必立愈。在石膏解中及寒解汤验案中，张氏变通应用白虎汤，其效果如神。视其脉象均为洪、滑、数而有力之脉证。张氏辨析白虎汤证在《伤寒论》太阳篇，其"脉浮滑"，其病知其连表，于是张氏在白虎汤加薄荷，或加连翘、蝉衣（即为寒解汤），服后须臾即可由汗解而愈。

白虎汤证脉证不一时，方用白虎加人参汤。张氏临证研究认为，病人若有白虎汤证，但其脉象非"浮滑"之证，如遇其脉象数或弦硬，或洪滑而重按无力者，或虽有力而数愈六至，或年过五旬，或在劳心劳力之余，或其人身形素羸，即非在汗出下后，渴而心烦者，当用白虎汤时，皆宜加人参，即为白虎加人参汤也。且张氏临证多年，治寒温实热，用白虎加人参汤时，恒多于用白虎汤时；而又恒因证制宜，即原方可有通变，凡遇"脉过六至者"，恒用生怀山药一两代方中粳米。若遇阳明实热，而其又兼下痢者，方中用白芍一两代知母；若妇人产后患寒温实热者，亦以山药代粳米，玄参代知母。临床效验病案不计其数。

4. 结语与体会

纵观《医学衷中参西录》，虽然没有张氏之脉学专论，但其多于临床病案之中阐述颇多，且论述最详，而有时之病情鉴别全凭脉象来决策。从其脉象的临床论述来看，其理论渊源来于《内经》及《伤寒论》二书最多，其解说也多以其理论为阐发源由之理。张氏临证论脉象，虽源于传统的脉象理论，但临证之中多有发挥，而且多有创新之论。如"左脉与右脉强弱的差异"，临床上我们遇到的还颇多，疑思难辨，而张氏认为"左脉大于右脉者"治从外感，"右大于左者"治从内伤，则一目了然，给人以启迪。再者，当代论述肝脉为弦，多描述肝脉及实象，无论及之虚象，张氏则从临床上发现，"左关脉细弱者"多从肝虚论治，治宜补肝升阳之法，对临床的指导具有重要的意义。另如白虎汤证，世人皆知其阳明热证均为外感所致，其不知张氏发现，其不仅治外感温热之疾病有良效，而且凡伏气化热，其积久所生之病，经用一切凉药其病皆不能愈者，张氏皆投以白虎汤或白虎加人参汤，其效亦佳。这远远已经超越了白虎汤证的新功用，表达其外感与内伤，皆有其白虎汤证的适应症，那就是"脉洪滑有力"者，皆可应用。

试论张锡纯对伏气温病的认识及治疗

石显方　傅文录

近代名医张锡纯先生（1860～1930），河北省盐山边务村人，著有《医学衷中参西录》书一部，影响甚远。张氏所著之书中，处处推崇经典，以《内经》、《难经》理论为宗旨，又秉承《伤寒杂病论》之意，擅治外感热病，其对伏气温病的理解和认识多有独创之处，并将其推广应用到内伤热病之治疗，值得我们研究与效法。现就张氏对伏气温病的认识及治疗学术思想进行浅探如下。

1. 对伏气温病的认识

张锡纯在《医学衷中参西录·论冬伤于寒春必病温及冬不藏精春必温病治法》中说："尝读《内经》有冬伤于寒，春必温病之语，此中原有深义，非浅学者所易窥测也。"表明张氏对后世所注释理解该语有独见，特别是对清末温病的某些学术思想提出了一定的看法。他认为：冬伤于寒者，即为伤寒，而"其轻者微受寒邪，不能即病，由皮肤内侵，潜伏于三焦脂膜之中，阻塞气化之升降流通，即能暗生内热，迨至内热积而益深，又兼春回阳生触发其热，或更薄受外感以激发其热，是以其热自内暴发而成温病，即后世方书所谓伏气温病也"。

历代医家根据《素问·阴阳应象大论》"冬伤于寒，春必病温"和《素问·热论篇》"凡病伤寒而成温者，先夏至日者为病温，后夏至日者为病暑"之说，多把春温作为伏气温病看待。认为其发生多因冬季调摄不慎，耗伤真阴，同时外感时令寒邪，伏于体内，至春季则发为温病。关于寒邪内伏的部

张锡纯医书拾遗

位，在历代文献中有多种说法，如叶天士提出冬寒伏于少阴，春季发于少阳。张锡纯却认为其"潜伏于三焦脂膜之中，阻于气化之升降流通"，况且"盖此等皆以先有伏气，至春深萌动欲发，而又因暴怒，或劳心劳力过度，或因作苦于烈日之中，或因酣眠于暖室内，是一发表里即壮热"。这些认识与后世之温病学派的卫气营血理论显然不同，且张氏虽生在清末之后，而却不受温病学术思想的影响，可见其对《内经》"冬伤于寒，春必温病"之语的理解确有独到之处。

《内经》谓："冬不藏精，春必病温。"张锡纯认为："大凡病温之人，多系内有蕴热，至春阳萌动之时，又薄受外感拘束，其热即陡发而成温。冬不藏精之人，必有阴虚，所生之热积于脏腑，而其为外感所拘束而发动，与内蕴实热者同也。"此种之人，"又因伏气所化之热先伏藏于三焦脂膜之中，迨至感春阳萌动而触发，其发动之后，恒因冬不藏精者，其肾脏虚损伏气乘虚而窜入少阴"（《医学衷中参西录·论冬伤于寒春必病温及冬不藏精春必温病治法》）；而且"盖伏于三焦脂膜之中，与手、足诸经皆有贯通之路，其当春阳化热而萌动，恒视脏腑虚弱之处以为趋向，所谓'邪之所凑，其气必虚'也"（《医学衷中参西录·温病之治法详于＜伤寒论＞解》）。表明张氏认为伏气温病的发生，皆由内外合邪而发作。

《内经》谓"冬伤于寒，春必温病。"张氏认为"此言伏气化热成温病也"，且"伏气化热成温病者，大抵因复略有感冒，而后其化热可徒然成温，表里俱觉壮热。不然者，虽伏气所化之热深入阳明之腑，而无外感束其表，究不能激发其肌肉之热"（《医学衷中参西录·论伏气化热未显然成温病者之治法》）。张氏不仅认为伏气温病能伏气化热，且还认为"其积久能生之病，有成肺病者，有成喉病者，有生眼疾者，有患齿疼者，有病下痢者，有病腹疼者"（《医学衷中参西录·论伏气化热未显然成温病者之治法》），其伏气温病范围已超出了《内经》所指，并为内伤杂病的热病治疗提供了新的思路。

2. 扼阳明治伏气温病

张锡纯认为伏气温病不仅能阻塞人身气化流通，而且"其人恒不易得汗，若能遍体出透汗，其伏气即可随汗发出"（《医学衷中参西录·秋温兼伏气化热案》）。况且"有伏气伏于膈膜之下，逼近胃口，久而化热"（《医学衷中参西录·石膏解》）。因此，张氏认为"凡伏气化热之病，原当治以白虎汤，脉有数象者，白虎加人参汤"（《医学衷中参西录·深研白虎汤之功用》）。但是，"是以治之者恒不知其为伏气化热，放胆投以治温病之重剂，是以其热遂永留胃腑致生他病"（《医学衷中参西录·论伏气化热未显然成温病者之治法》）。因此，张氏治疗伏气温病，扼守阳明，擅用白虎汤或白虎加人参汤统治伏气温病。"盖石膏煎汤，其凉散之力皆息息由毛孔透达于外，若与人参并用，则其凉散之力，与人参补益之力互动化合，能施转于脏腑之间，以搜剔深入之外邪使之净尽无遗"，且"凡伏气化热窜入阳明胃腑，非重用石膏不解，《伤寒论》白虎汤原为治此证之方也"（《医学衷中参西录·续申白虎加人参汤之功用》）。因此，张氏贯用白虎汤或白虎加人参汤治伏气温病，随证加减，疗效卓著。

张锡纯不仅治伏气温病，扼守阳明，擅用白虎汤或白虎加人参汤，而且还贯用发汗之法解阳明之热。这是因为，"伏气成温，毫无新受之外感者，似不可发汗矣。然伏气之伏藏皆在三焦脂膜之中，其化热后乘时萌动，若有向外之机，正可因其势而利导之，俾所用之药与内蕴之热化合而为汗"（《医学衷中参西录·若人问〈伤寒论〉以六经分篇未言手经足经及后也论温病者言入手经不入足经且谓温病不宜发汗之义》），贯用清解汤（薄荷、蝉蜕、石膏、甘草）、凉解汤（上方重用石膏）、寒解汤（生石膏、知母、连翘、蝉蜕）三方随证施用，从汗而解，"若其伏气内传阳明之腑而变为大热大渴之证，此宜投白虎汤或白虎加人参汤"。有则案例：赵某，年四十许，始则发热懒食，继则咳嗽吐痰腥臭，医治三月，浸至不能起床，脉象滑实，右脉尤甚（伏气之脉亦如寒温之脉，多右盛于左），舌有黄苔，大便数日一行。张氏知其为伏气温病，投以大剂白虎汤，以生山药代替粳米，又加利痰解毒之品，三剂后病愈强半。又即其方加减，服至十余剂痊愈。

3. 对杂病中"伏气温病"的治疗

《内经》云："冬不藏精，春必病温。"张锡纯认为："其人或因冬不藏精，少阴之脏必虚，而伏气之化热者即乘虚而入，遏抑其肾气不能上升与心气接续，致心脏跳动无力，遂现少阴微细之脉。故其脉愈微细，而所蕴之燥热愈甚"（《医学衷中参西录·温病之法详于〈伤寒论〉解》）。张氏不用其黄连阿胶汤，而是"师仲景之意而为之变通，单用鲜白茅根四两"，顿服下，"其脉之微细者必遽变为洪大有力之象，再用大剂白虎加人参汤"，加入鸡子黄一枚，"其病必脱然全愈"。

伏气化热入太阴。一人年甫弱冠，当仲春之时，因伏气化热窜入太阴，腹中胀满，心中烦热，两手肿疼，其脉大而濡，两尺重按颇实。张氏分析认为："因思腹中者太阴之部位也，腹中胀满乃太阴受病也。太阴之府为脾，脾主四肢，因伏气化热窜入太阳，是以两手肿疼也。其两足无恙者，因窜入太阴者，原系热邪，热之性喜上行，是以手病而足不病也。为其所受者热邪，是觉烦躁也"（《医学衷中参西录·太阴病提纲及意义》）。故此，张氏药用生莱菔子、生鸡内金、滑石、杭芍、连翘、生蒲黄，服之类六剂，诸病皆愈。

张氏认为："凡以伏气化热，其积久气所之病，有成肺病者、有成喉病者、有生眼疾者、有患齿疼者、有病下痢者、有病腹痛者"，其治多从阳明化热论治，随证加味而治，临床效验颇多，特别是下利者医案，张氏列验案数十则，充分体现张氏伏气温病理论在内伤杂病中的应用有独到经验。

4. 结语

伏邪温病的原意是指感受外邪伏藏于体内过时而发的温病，实际上是指发于里的温病。锡纯称其"伏气温病"，其形成不外乎"冬伤于寒，春必病温"及"冬不藏精，春必病温"两个方面，且"伏气"随三焦脂膜流动，乘虚而内归脏腑，待时而发；若一发病便呈现阳明热证，但并非都是以"热"为主的表现，而且病证多样，最重要的一条就是"右关脉滑而有力"，其治扼守阳明，用白虎汤为主加减，疗效卓著，并开创了内伤温病的治疗新思路。

《医学衷中参西录·药物解》浅评

宋知行

近代名医张锡纯，在祖国医学的临床与理论上，具有多方面的成就。其中对于本草药性学说，建树良多。本文将根据其《药物解》为主，试分析一下他在这一方面的学术特点。

对药性总义的发挥

张氏重视药物在炮制前后的不同，他强调了一些药物必须生用，曰"欲存其性也。"如山药、芡实、苡仁之类都是如此，并举仲景白虎汤粳米生用作为依据。认为这些药物"专用以健脾胃，或可炒用；若用以止泻利，即不宜炒。盖生者汁浆稠粘，可以留恋肠胃"，又可"用以滋阴，以淡渗"。这一生炮之异，对某些金石介类亦有关系。如强调石膏内服不宜煅用，赭石煅后性转开破，于收摄镇纳时当以生用为宜，龙牡仅在专取收涩时煅用，"若滋阴敛火，或兼取开通，皆不可煅。"对于淡味，张氏颇多阐发。指出土本无味，即是淡味，故凡味之淡者，能入脾胃，此即淡养脾阴之义。进而认为，"治阴虚者，当以滋脾阴为主，脾阴足，自能灌溉诸脏腑也。"这里一方面是为了论说药味虽稍淡，却寓清养脾阴之意，另方面也无异于是张氏本人在诸种证治中善用重用山药、芡实、柿霜、苡仁等甘淡之品的一个注解。以这些药物为主的诸方，张氏名之曰资生汤、滋培汤、敦复汤、期颐饼等等，反映了他对甘淡养脾的高度估价。在人体吸收药物的机理上，张氏作了深刻的发挥。其云："药力之行于周身，端借人身之气化以传递之"；以"人身之气化流行，原无脏腑界限，而药物下咽之后，即附之而行，其传递神速，诚有顷刻可遍周身者。"因此，病在下者食前服，病在上者食后服，稗药近病所，其直达之力必尤捷也。"这就不仅解释了进药时间上"适其至所"（《素问·至真要》）的精义，且也是对"行药在乎神气"（《素问·汤液醪醴》）的"神使说"的良好阐发。

在实践中验证药性

尤特出者，是张氏认识到"药物恒有独具良能，不能从气味中窥测者"，从而强调了在实践中观察检验药性，甚至亲自尝试，以求获得切身的体会。同时，张氏又喜单味独用重用，因此"凡药性之和平者，非多用不能奏效"，也是为了"借之以验药力之实际"。

张氏着重指出，他在"论药性处，皆祖述本经"，并在临床上检验其所记述之功效。例如《本经》言石膏性微寒，遂成为他善用重量的一个依据；对《本经》言其能治腹痛，认为"诚有效验"，并举出病例二案。脉皆洪长有力，便燥溲黄，其中一例舌红，均断为伏气化热，阻塞经络，郁而作痛，以石膏为主，一两半至二两，配知、芍、乳、没、花粉、元参、楝子、甘草，数剂而解。又如，《本经》云山萸治寒热往来，张氏认为此属肝胆虚极之症，而萸肉"得木气最厚，收涩之中兼具条畅之性"，故能疗之。举案一例，忽热忽汗、浑身如洗、目珠上窜、左脉微细模糊按之即无，断为肝胆虚极，元气欲脱。以萸肉二两汗热愈半。张氏又从《本经》云其主风寒湿痹，悟及乃肝气因虚，不能条畅，气血痹阻之故；可见腿疼、心疼、筋骨密废诸症，以其作为主药之治验，均有医案说明。

对前贤之阐释药性者，张氏亦根据实践所得，择善而从。譬如干姜，徐灵胎云："干姜气味俱厚，故散而能守，夫散不全散，守不全守，则旋转于经络脏腑之间，驱寒除湿和血通气所必然矣"。张氏承其说，曾治痰饮患者，胃脘作胀，时觉热浮，耳鸣欲聋，脉浮大甚软；诊为心肺阳虚，脾胃气弱，单用

90

干姜五钱煎服，耳即不鸣，胸次开通，可以进食，继投理饮汤乃平。另一妇人上焦满闷烦躁，思食凉物，食之满闷益甚，兼见晨泄腹胀，脉弦而迟，亦先煎干姜服之，烦躁顿除，理饮汤续之而安。二案皆能说明干姜散而能守、通气除饮之特具情性，又如柏子仁，周伯度认为其气清香，味甘辛，肝得之而风虚能去。《金匮》竹皮大丸，喘加柏实者，盖妇人乳中烦呕为肝气之逆，冲肺而喘，柏实能降肺以缉肝。张氏附案为一少年素有肝脏不足，忽胁下作疼，左关脉独微弱，即单用柏仁一两煎服立愈。可见柏仁滋润养肝、柔木平逆的药性特点。

　　同时，张氏在临床实践的基础上，发明药性颇多。不论在探究气味，抑或临床创新上，均有一定成就。如朴硝，用以单服，或作主药，治疗狂疾、反胃阻结及痰热不眠诸症。指出其"察天地寒水之气以结晶"，"为心经对宫之药"，力能胜火，性又善消，故治心热有痰最宜；对于心热气结，津液亦随气而结于心下，灼炼为痰，致成反胃者，亦能清热开结。再如杞子，张氏曾有切身体验，因夜半睡醒每见心中发热，须饮凉水，若于睡前嚼服杞子，饮水即减。张氏认为此间机理是：睡中心肾相交，阳气偏亢则生热，杞子补益元阴，与阳相济，是以有效。故谓"其性决不热，且确有退热之功效"，是其专长。又有连翘，诸家仅言其治外感风热，然其有柔长之发汗能力，兼善舒肝平怒。均有医案可资说明，遂由此论述其升浮宣散、透表解肌及流通气血、平理肝木的特性。至如获等，有止汗之功，张氏记述一例，产后汗出不止，心悸不寐，渴不引饮，面红脉滑，诸药不应，然以获等四、五两乃痊。此为水气上凌之证，获等以"其伏藏之性，又能敛抑外越之水气转而下注"，故能止汗除悸也。诸如此类，不胜枚举，若其善用褚石、山药、龙骨、麦芽等等，多为众知，兹不更赘。

一些值得重视的"药对"

张氏熟谙药性，创制新方，在"七情"和合方面，提出一些"药对"颇可注意，对于临床有一定参考价值。

如人参、代储石的相配，有相辅相成之功。对元气大虚、喘急欲脱之证，"但用人参转有助气上升之弊，必与储石并用，方能引气归原"，而上焦之逆气浮火，皆随之顺流而下"。进而言之，"设于逆气上干，填塞胸臆，或兼呕吐，其证之上盛下虚者，皆可参储并用以治之"。此外，在利产和中风证时，亦可同用。皆有医案可供参照。张氏创制之参储镇气汤、酸泉饮、大顺汤、急救回阳汤等，均采用这一方式。

又如黄芪、知母之配伍，有突出之长处。盖黄芪固能补气，然性温燥，若"用知母以济黄芪之热，则药性和平，始能久服无弊"。如此，使黄芪亦可用于气虚下陷而兼阴分稍弱之时。故两药相合，"大具阳升阴应，云行雨施之妙。"张氏例案，一媪身热劳嗽，脉数八至，六味地黄、左归饮类不效，改以芪、知二味，数剂而轻。由此可见，"黄芪能大补肺气以益水之上源，使气旺自能生水，而知母又大能滋肺中津液，……而生水之功益普也"。其制订的升陷汤、十全育真汤、玉液汤、滋乳汤等方，都含有这样的配伍意义。

张氏谓山药与牛蒡子同用，"最善止嗽"，"屡试屡效"。盖山药粘润收涩，若多服久服，或有奎滞，则牛蒡子之滑利，实可相济，且其亦能降肺气之逆。这样的配合作用以治劳嗽、肺气上逆等，张氏在沃雪汤、参麦汤、清降汤中均体现出来。

至海缥蛸、茜草之相伍，原出自《内经》四乌鲗骨一蘆

张锡纯医书拾遗

茹丸，其能治崩带，乃"化其凝滞而兼能固其滑脱"之功，确有征验。张氏于安冲汤、固冲汤、清带汤诸方中均配这二药，而医案数则，表明在益气收涩剂中，增入该二味，即能转无效而至有功。此外，张氏还以之治遗精滑浊；清肾汤、理血汤中所用同义。

后　语

约而言之，张锡纯在继承先辈的药性学说的基础上，以实践观察为标准，在药性总义、药物专长、相互配伍等方面推动了本草理论与临床的发展。他的《药物解》风格清新、立论精湛，颇能启人思路，不愧为本草方书中独具一格的异卉，也是近代以来最具价值的中药文献之一。

张锡纯对《伤寒论》的研究特点

董正华

张锡纯是我国近代著名的中西医汇通派医家，晚年曾在天津创办"国医函授学校"，设立"中西汇通医社"，自编"伤寒论讲义"供学生学习。该讲义被收入《医学衷中参西录》第七期中。张氏是一位较早运用中西医学理论来研究《伤寒论》的医家之一，他注重临床实践，理论联系实际，主张灵活变通应用经方，对《伤寒论》的阐发有许多独到的见解，对学者有很大启发。本文仅就《医学衷中参西录》中。张氏对《伤寒论》的研究特点作以归纳，供学习者参考。

1. 衷中参西释《伤寒》

张锡纯生活于 1860～1933 年，此时正值两次鸦片战争之后。西方列强入侵，中国沦为半殖民地、半封建社会的时代。随着帝国主义的文化侵略，西方医学也广泛地在我国传播开来，对中国的传统医学发生了极大的冲击。一向被视为中医经典医著的《伤寒论》应怎样得到现代科学的解释，便成为中医学术中急待需要研究的课题。张氏幼学举业，并承父训，自学中医，20岁后即开始为人诊病，30岁后又接触西医知识，随着临床实践的体验，他逐渐对中西医学都有了较深刻的认识。正如他说："年过三旬始见西人书，颇喜其讲解新异，多出中医之外。后又十余年，于医学研究功深，乃知西医新异之原理多在中医包括之中，特古籍语意浑含，有赖后人阐发耳"（《医学衷中参西录》第五期一卷）。于是在"中医包括西医之理"思想的指导下，他以中医理论为主，参与西医学知识，来阐发《伤寒论》。

张氏衷中参西解释《伤寒论》，首先用西医生理病理来印证中医理论，用以说明六经病证的病理基础。如释桂枝汤证说："人之营卫皆在太阳部位，卫主皮毛，皮毛之内有白膜一层名为腠理，腠理之内遍布微丝血管即营也。其人若卫气充盛，可为固身之外围，即受风不能深入，其人恒多汗闭不出，迨其卫气流通，其风自去，原可不药而愈也。至桂枝汤所主之证，乃卫气虚弱，不能护卫其营分，外感之风直透卫而入营，其营为风邪所伤，又乏卫之保护，是以易于出汗；其发热者，因营分中之微丝血管原有自心传来之热，而有风以扰之，则更激发其热。其恶风者，因卫虚无御风之力，而病之起点又由于风也"（P396）。这里张氏用西医生理、解剖知识，印证中医的营卫腠理，说明太阳中风证、营卫失和、汗出发热、恶风的病理机制。又如阳明发黄诸证，指出"黄疸为胆汁妄行血中"

　　　　　　　张锡纯医书拾遗

所致；寒湿黄疸"所现之黄色，虽似黯而不甚黯淡者，因有胆汁妄行在其中也。此盖因肝胆阳分不振，其中气化不能宣通胆汁达于小肠化食，以致胆管闭塞，胆汁遂蓄积妄行，溢于血分而透黄色"，用西医学胆汁排泄不畅，逆入血中的理论来印证中医黄疸的病机；指出茵陈具有"升发之性，实能开启胆管之闭塞"（P455），说明茵陈蒿具有利胆退黄的作用机理。

其次是治疗用药上的中西合参。张氏认为："中药和西药相助为理，诚能相得益彰，能汇通中西药品，即能汇通中西病理。当今医界首务，询当以此为首图"（论中西之药原宜相助为理，第五期二卷）。鉴于此，张氏临床在应用经方时，往往配合西药。他认为西药阿斯匹林"性凉而能散，善退外感之热……兼能退内伤之热"（P19），故将阿斯匹林与多种中药复方配合以发汗退热，如治太阳伤寒兼咽喉疼痛者，用麻黄汤化裁服后不汗出者，则服"阿斯匹林瓦许，以助其汗"（P401）；治热结膀胱而胞宫未尝蓄血者，以经府两解法，用鲜白茅根二两、滑石一两煎汤送服阿斯匹林以助发汗（P404）。此外还有代桂枝汤治太阳中风证（P397）等等。张氏中西药合用，实开近代中西药配合治疗之先河。

2. 六经为纲诠方证

六经是《伤寒论》的理论核心。关于六经的实质，历代医家有多种不同的见解和看法。《六经总论篇》指出："伤寒治法以六经分篇，然手足各有六经，实则十二经也。……《伤寒论》之以六经分篇，此遵《内经》定例，寓手经于足经中也。……经者，气血流通之处也。人之脏腑与某经相通，即为某经之府，其流通之气血原由府发出，而外感之内侵遂多以府为归宿"（P393）。这里张氏首先明确了对六经本质的认识，即《伤寒论》之六经包括手足十二经所属的经络、脏腑及其营卫气血，它们构成了六经病证产生的生理病理基础，应在此基础上去理解《伤寒论》。

在阐释《伤寒论》的具体内容时，张氏一反前人逐章逐条释解法，而以六经病为纲，重点方证为目，联系临床实际，诠释《伤寒论》六经病证的基础方证四十余首。如太阳病之桂枝汤证，麻黄汤证，大、小青龙汤证，麻杏甘石汤证，大、小陷胸汤证、炙甘草汤证等等；阳明病之白虎汤证、白虎加人参汤证、猪苓汤证、三承气汤证、茵陈蒿汤证等等；少阳病之小柴胡汤证、大柴胡汤证等；太阴病之四逆辈诸寒证、桂枝加芍药汤证、桂枝加大黄汤证等；少阴病之麻黄附子细辛汤证、黄连阿胶汤证、附子汤证、真武汤证、桃花汤证、通脉四逆汤证等；厥阴病之乌梅丸证、当归四逆汤证、白头翁汤证等；其他尚有理中丸证、竹叶石膏汤证等等。

方证是《伤寒论》六经病辨证论治的基本单位，从方证入手是《伤寒论》临床研究的捷径。作为临床医家，张氏对此有深刻的体会，所以他采用方证研究法，这样既避免陷入《伤寒论》理论文献研究中繁琐的考据、论争不休、莫衷一是的困境，又能充分发挥他临床实践经验丰富的长处，就其本身有深刻体会处深入阐发。张氏的这种研究方法，值得现代医家效法。

3. 联系临床证经文

《伤寒论》是一部阐述多种外感疾病和杂病辨证论治的经典医籍，其理论性和实践性都较强。张氏在诠释六经病诸方证时，既有病因病机、证候治法、方义药理的中西医理论探讨，又大量列举本人或他人的实践治案或应用体会，通过临床实例来验证经文，不尚空谈是张氏研究《伤寒论》的一大特点。考张氏在诸方证的诠释中，大多载有临床验案和应用体会，不仅有成功的治验，亦有失败的教训，给读者的启发颇多。如麻杏甘石汤后载林某某咳嗽案：因受风温而酿成肺病，屡经医治无效，脉一息五至浮沉皆有力。自感喉连肺际若觉痒则咳嗽顿发，剧时连嗽数十声、周身汗出，吐出稠痰咳嗽始止，心中发热，大便燥甚，四、五日一行。由肺际作痒，即顿发咳嗽，悟知从前病时风邪由皮毛袭入肺中未除，肺中风热相助为虐，宜以麻黄祛其风，石膏清其热，处麻杏甘石汤原方，煎服一剂，咳嗽顿愈。以此证明麻杏甘石汤疏风清热、宣肺止咳，治肺热咳嗽证疗效极佳。

通过实践，不但可以验证经文，加深对方证的理解和掌握，而且可以纠正前人某些不正确的看法。如后世将白虎汤证的主症归纳为"身大热、汗大出、口大渴、脉洪大"等四大症；吴鞠通又进一步归纳其应用本方的四禁（脉浮弦而细、脉沉、口不渴、汗不出）。长期以来，白虎汤的四大症及四禁说几成定论。张氏根据经文结合临床认为，此说不仅有悖于经旨，也不符合临床。他指出：白虎汤证在《伤寒论》中凡见者三处，三条原文皆无"口渴"；其中两条原文并无"汗出"，由此说明"汗大出、口大渴"，并非白虎汤之主症。从药物分析，"石膏原具有发表之性，其汗不出者，不正可借以发其汗乎"（P435）？还联系临床实际，"阳明实热证，渴而兼汗出者，十人之中不过一二人"罢了。据此，张氏指出："临证若见其脉象洪滑，知其阳明之府热已实，放胆投以白虎汤必无差谬，其人将药服后，或出凉汗而愈，或不出汗其热亦可暗消于无形。"并说："此愚生平经验所得，故敢确实言之"。从理论认识到实践验证，皆纠正了前人对白虎汤证的片面看法。

4. 应用经方贵变通

在临床医疗实践中，应如何应用经方？是一成不变地照搬原方？还是根据具体病情灵活变化呢？张氏明确提出"用古人之方，当即古人立方之意而推广变通之"（P441）的用古不泥古的观点，主张采取灵活变通的态度对待经方。他认为"古今气化不同，人身之强弱因之各异"（P464）；因此，"用古人之方，原宜因证因时为之变通，非可胶柱鼓瑟也。"例如使用麻黄汤时，"又宜因时因地因人细为斟酌"，"如温和之时，汗易出少用麻黄即能出汗；严寒之时汗难出必多用麻黄始能出汗，此因时也。又如大江以南之人，其地气候温暖，人之生于其地也，其肌肤浅薄，麻黄至一钱即可出汗；""至黄河南北，用麻黄约可以三钱为率；至东三省人，因生长于严寒之地，其肌肤颇强厚，须于三钱之外再将麻黄加重始能得汗，此因地也。至于地无论南北，时无论寒燠，凡其人劳碌于风尘，与长居屋中者，其肌肤之厚薄强弱原自不同，即其之易出不易出，或宜多用麻黄，或宜少用麻黄，原不一致，此因人也。"这里，张氏仅以麻黄汤中麻黄的用量为例，说明临床应用经方时，必须因人因时因地制宜地灵活变通，确实含有普遍的指导意义。

针对某些疾病病机的兼夹或病情的变化，张氏仍主张"师仲师之意，而为之变通"（P507）。必须根据病机病情的变化，灵活地化裁使用经方。仍以麻黄汤为例：伤寒表实兼邪热内传阳明者，可于麻黄汤中加知母；伤寒表实证兼阳气虚者，宜加黄芪，兼肺劳阴亏者，则加山药、天冬；麻黄汤证其人素有吐血者，则宜去桂枝加防风、白芍；麻黄汤证兼咽喉疼痛者，宜将方中桂枝减半、加天花粉、射干等等。在张氏所释诸方证中，都一一注明其随证应用化裁，充分反映了张氏师古而不泥古的创新精神。

5. 结合实践补未备

《伤寒论》中尚有部分证治不全，或限于当时的认识水平，仲景断为"不治"、"死"，等预后不良的危证而未出方治者，张锡纯充分利用其临床实践经验丰富的长处，创制新的方药，以补充仲景之未备，完善《伤寒论》的证治。例如《伤寒论》大青龙汤证曾云："若脉微弱，汗出恶风者，不可与服之；服之则厥逆，筋惕肉瞤，此为逆也。"张氏指出："大青龙汤既不可用，遇此证自当另有治法，拟用生黄芪、生杭芍各五钱，麻黄钱半煎汤一次服下。若其人误服大青龙汤，而大汗亡阳，筋惕肉瞤者，宜去方中麻黄，加净萸肉一两"，益气敛阴固脱。又如少阴病白通加猪胆汁汤证，服汤"脉暴出者"，属阴竭阳脱之危象，仲景断为"死"，为不治之证。张锡纯结合临床经验，提出可用"回生山萸萸汤"（P414）大剂煎服以救治之。他说："愚临证数十年，于屡次实验中，得一救脱圣药，其功效远过于参芪，而自古至今未有发明，其善治脱者其药非他，即山萸肉一味大剂煎服也。盖无论上脱、下脱、阴脱、阳脱，奄奄一息，危在目前者，急用生净萸肉三两，急火煎浓汁一大碗，连连温饮之，其脱即止，脱回之后，再用萸肉二两，生怀山药一两，真野台参五钱煎汤一大碗，复徐徐温饮之，暴脱之证皆可救愈"（P484）。

6.《伤寒论》赅温病方

张锡纯认为仲景《伤寒论》是为广义伤寒而设，自然包括温病的治法方药。由篇首太阳病列中风、伤寒、温病三类即是明证。然其书中未明言温病治法方剂，"反复详细推之，乃知《伤寒论》中原有治温病之方，特因全书散佚，后经叔和编辑而错简在后"（P403），"《伤寒论》中原有温病，浑同于六经分篇之中，均名之为伤寒，未尝明指为温病也"（P494）。根据这一认识，张氏明确提出"温病治法详于《伤寒论》"（P503）的观点。分析《伤寒论》诸方后指出麻杏甘石汤具有辛凉发汗，解表清热之效，"实即治温病初得之主方"（P404），"其病因有由于外感风热者皆可用之"（P405）。它如大青龙汤、小青龙汤加石膏、小柴胡汤酌加石膏皆可用于温病初得者。若温病传经入里，"清燥热"者，可用白虎汤、白虎加人参汤；通下肠结可用大小承气汤；开胸结可用大小陷胸汤；治肠热下利用黄芩汤、白头翁汤；治湿热发黄则宜茵陈蒿汤、栀子柏皮汤等。其他如凉润、清火、育阴安神之剂，如竹叶石膏汤、黄连阿胶汤等，也可用于温病的不同病变阶段。

参考文献

张锡纯.《医学衷中参西录》. 河北人民出版社. 1974年. 第二版

张锡纯运用活血化瘀法经验浅析

吴宗柏

张锡纯是近代具有革新精神的医学家之一。他在精研中医理论的基础上兼收现代医学之长，并衷集个人临证实践体会著成《医学衷中参西录》一书传世。书论立意新颖、见解独到，既有继承，又有创新，向为医界所推崇。该书载录张氏自拟方剂 190 余首，其中有关活血化瘀法的方剂 60 余首，约占 31.67% 而在医论、随笔、验案部分涉及活血化瘀方药的运用更是多不胜举。本文仅就张氏运用活血化瘀法的经验略做探析。

1. 虚劳证治与活血化瘀

张氏治疗虚劳之证，常于扶正补虚的同时配用活血化瘀之法。他认为虚劳之成每与气血运行不畅相关。他说："仲景放《金匮》列虚劳一门，特以血痹虚劳四字标为提纲。益知虚劳者必血痹，而血痹之甚，又未有不虚劳者。"故主张"治虚劳必先治血痹，治血痹亦即所以治虚劳也"。因此，张氏谓："今愚因治劳瘵，故拟十全育真汤，放补药剂中，加三棱、莪术以通活气血，窃师仲景之大黄䗪虫丸、百劳丸之意也"。张氏对龄扶正补虚选配活血化瘀之药"独喜用三棱、莪术"，他认为"三棱、莪术者，诚以其既善破血，尤善调气。补药剂中以为佐使，将有癥者疲可徐消，即无痛者亦可借其流通之力，以行补药之滞，而补药之力愈大也"。

前人治劳瘵之证有阴虚、阳虚之分。诸如：对放阴虚者，钱仲阳有减味地黄丸，张景岳有左归饮等，皆以熟地等大滋真阴以退虚热；对放阳虚之证，张仲景有肾气丸，张景岳有右归饮等，皆以附子等大补真阳以治虚寒。而张锡纯氏通过临证亲验则认为"拙拟十全育真汤，实兼治虚劳门诸证。如方中用黄芪以补气，而即用人参以培元气之根本。用知母以滋阴，而即用山药、玄参以壮真阴之渊源。用三棱、莪术以消瘀血，而即用丹参以化瘀血之渣滓。至龙骨、牡砺，若取其收涩之性，能助黄芪以固元气；若取其凉润之性，能助知母以润真阴；若取其开通之性，又能助三棱、莪术以消融瘀滞也……以寻常药饵十味汇集成方，而能补助人身之真阴阳、真气血、真精神"。由此可见，张锡纯氏治虚劳证，既承有前贤经验，而又有个人独悟创见。在扶正之中又配活血化瘀之法更是新颖寓妙。

2. 脾胃证治与活血化瘀

张氏对放脾胃证治，善将补脾健胃药与活血化瘀药同时并用，他说："后天资生纳谷为宝，无论何病，凡服药后饮食渐增者易治。饮食渐减者难治。三棱、莪术与参、术、芪诸药并用大能开胃进食，又愚所屡试屡效"。张氏治脾胃证除喜用三棱、莪术外，其他如鸡内金，乳香、没药、桃仁、红花、三七、地鳖虫等化瘀之品也常习用。例如：用治"脾胃寒湿，饮食减少"的益脾饼、用治"脾胃虚弱，不能运化饮食，以致生痰"的健脾化痰丸，皆重用白术，又配"消化癖积"、"善化瘀血"的鸡内金；"胃肠病门"的噎隔、反胃、胃院痛等验案的治疗用药，也多在选用人参、黄芪、白术、薯蓣等益气健脾药的同时，区别配用桃仁、红花、三七、地鳖虫、鸡内金等；治疗"脾胃虚而郁"的臌胀拟方鸡胵汤、鸡胵茅根汤等，也皆以"白术之健补脾胃"配"善化有形瘀积"的鸡内金为主药……张氏这种培补脾胃伍用活血化瘀药的治疗经验，为脾胃病的治疗用药开拓了新的途径。

3. 痹痛证治与活血化瘀

张氏依据《内经》"风、寒、湿三气杂至而为痹"的论述，认为"风、寒、湿相并而为痹，痹之甚者即令人全体痿废。因痰瘀血瘀及风寒湿痹皆能阻塞经络。"故主张对於痹痛、痿废诸证的治疗，不仅要着眼放风、寒、湿等病因，更要重视扶助元气，活血化瘀以通行气血。他说："风寒湿痹，或血病、气滞、痰涎凝滞。不知人身之气化壮旺流行，而周身痹者、瘀者、滞者，不治自愈……辅以通活气血之药，不惟风寒湿痹开，而气血之痹作痛者，亦自开也。"因此，张氏在自拟的治疗痹证、痰证及肢体关节疼痛诸方中，诸如：逐风通痹汤、活络祛寒汤、振颓汤、振颓丸、升降汤、活络效灵丹、健运汤、振中汤、曲直汤等等，多以台党参、黄芪、白术或当归、丹参等扶助正气、益气养血之药为主，适当配用鸡内金、乳香、没药或穿山甲、三棱、莪术等以行血活血、通经化瘀。例如：振颓汤、振颓丸、健运汤、振中汤，皆以人参、黄芪、白术或人参、白术、当归等配用乳香、没药以治痿废、偏枯、麻木或腰腿作痛；逐风通痹汤、活络祛寒汤，则以黄芪、当归、丹参配用乳香、没药及桂枝、麻黄等用以治风寒侵袭经络的肌肉麻木或肢体关节疼痛不利等症；曲直汤、活络效灵丹，则用当归、丹参配用乳香、没药等以治气血凝滞、心腹疼痛、腰腿作痛及一切脏腑积聚。其他如治胁下掀痛的金铃泻肝汤、治肢体痿废的起痿汤等，也皆加用乳香、没药或三棱、莪术、䗪虫等活血化瘀之品。由此可见治疗痿痹、疼痛等症，张氏确以善用扶助正气、活血通经而见长。

4. 吐衄证治与活血化瘀

张氏对吐衄证的认识"独本《内经》吐血衄血，责重阳明不降之旨"。他说："盖吐血之证，多由淤胃气挟冲气上逆，衄血之证，多由淤胃气冲气上逆，并迫肺气亦上逆"。故主张吐衄之证"无论其证之或虚或实，或寒或热，治之者，皆当以降胃之品为主。"他对仲景治吐衄的泻心汤极为赞誉，曾谓："《金匮》治吐衄有泻心汤，其方以大黄为主，直入阳明，以降胃气；佐以黄芩，以清肺金之热，伸其清肃之气下行，以助阳明之降力；黄连以清心火之热，伸其亢阳默化潜伏，以保少阴之真液，是泻之适所以补之也。凡因热气逆吐衄者，至极危险时用之，皆可立止。"并认为方中大黄"能入血分，破瘀血"用治吐衄"愈后而瘀血全消，更无他患"。但由于"世人竟畏大黄力猛，不敢轻用，即或用之，病家也多骇疑"。故张氏拟用吐衄治方，每以"重用赭石，以代大黄降逆之力"，赭石"虽降逆气而不伤正气，通燥结而毫无开破"之功。因此，张氏治吐衄证在重用赭石的同时，又每配合加用三七、花蕊石之类以行血止血。张氏认为"三七与花蕊石，同为止血之圣药，又同为化血之圣药，且又化瘀血而不伤新血，以治吐衄，愈后必无它患。此愚从屡次经验中得来，故敢确实言之。即单用三七四五钱，或至一两，以治吐血、衄血及大、小便血皆效"。张氏自拟"治吐组方"11方，其中重用赭石者6方，使用三七或三七、花蕊石并用者4方，在《医学衷中参西录》中载录的"咳吐便血"14案中，重用赭石（或以赤石脂代）者10案，加用三七者9案。由此可见，张氏治疗吐衄出血之证，尤为善将降逆止血与活血化瘀药并用。特别赭石、三七更是张氏治疗吐衄出血证的常用药。

5. 风病证治与活血化瘀

张氏从"血活自能散风"、"血活风自去"的观点立论。对於外风、内风之治，恒於辨证论治的前提下，适当配用走窜通经、活血化瘀之品，意取血行风散、血行风灭之妙。张氏所拟治风之剂或风案用药则充分体现了这一点。例如：治疗"产后发搐"的和血熄风汤，基於产后血虚而受风，方用黄芪、当归、阿胶、杭芍以益气养血。佐用桃仁、红花、川芎以行血。配用防风、荆芥以祛风；治小儿风证的定风丹，方用乳香、没药行血活血。全蝎、蜈蚣搜风通经、开破瘀结。佐用朱砂镇静熄风；治内外中风的搜风汤、逐风汤，也皆配用麝香、僵蚕或全蝎、蜈蚣等走窜搜风、通经散瘀。又如：治脑充血肢体痿废的干颓汤、补脑振痿汤等，也皆在使用黄芪、当归等补益气血药的同时，配用乳香、没药或加用䗪虫、地龙以行血化瘀、通经活络；治内中风的加味补血汤，方用黄芪、当归、龙眼肉、鹿角胶扶正填精、补血益脑，同时加用丹参、乳香、没药等行血化瘀之品。张氏谓"加此通气活血之品，以化其经络之瘀滞，则偏枯痿废者自易愈也"。再如："痫痉癫狂门"治验7则，便有6案加用蜈蚣、朱砂或生鸡内金等搜风镇痉、通经化瘀；"脑充血门"治验6案，皆在重用生赭石、怀牛膝、生地黄、生山药或生杭芍等以重镇潜阳、扶正补虚的同时，辨证地配用生鸡内金、生麦芽或地鳖虫、乳香、没药等品……据此可以看出，张氏对放内、外风证的治疗用药，也多在辨证论治的基础上，配合伍用某些通经搜风、行血化瘀之药。

上述仅是笔者视斑窥豹，张氏临证运用活血化瘀法的范围十分广泛。诸如：治肺病的清凉华盖散、清金解毒汤、安肺宁嗽丸；治痢疾的解毒生化丹、三宝粥、变通白头翁汤；治淋浊的理血汤、气淋汤、毒淋汤等也都体现了张氏活血化瘀法的灵活运用。特别妇科及疮疡疾患的治方，使用活血化瘀法更为普遍。诸如：理冲汤、理冲丸、升肝解郁汤、滋生通脉汤、消乳汤、滋乳汤、化腐生肌散、内托生肌散等等，无一不使用活血化瘀之品而配方。总之，张氏临证治病，在以辨证论治为准绳的前提下，变通灵活地运用活血化瘀法，确有其独到而又丰富的经验，值得我们深入学习和探索。

张锡纯重剂起沉疴述要

王邦才

张锡纯（1960—1933），字寿甫，河北盐山人。他用药主张量大，推崇生用，讲究炮制，注意煎服。现将张氏运用重剂治疗急危重症经验要述之。

1. 内外实热，独重石膏

石膏首载与《神农本草经》，长于清肺胃气分之大热，解肌透热之力强，生津而不燥。张锡纯对石膏有独特的认识，七谓："其性凉而散，有透表解肌之力，为清阳明胃腑实热之圣药。无论内伤、外感用之皆效，即他脏腑有实热者用之亦效。"又谓："石膏生用以治外感实热，断无伤人之理，且放胆用之，亦断无不退热之理。"其"临证四十余年，重用生石膏治愈之证当以数千计。有治一证用数斤者，有治一证用至十余斤者，其人病愈之后，饮食有加，毫无寒胃之弊。"如治"长子某，七岁时，感冒风寒，四五日间，身大热，舌苔黄而带黑。孺子苦服药，强与之即呕吐不止。遂单用生石膏两许，煎取清汤，分三次温饮下，病稍愈。又煎取生石膏三两，徐徐饮下如前，病遂痊愈。"此七岁小儿，一昼夜竟用石膏180g之多，且"病愈后饮食有加，毫无寒中之弊"，可见张氏之真知卓识。张氏云："用药以胜病为主，不拘分量之多少。"其生平用大剂石膏挽回重症之案甚多。如治"西安县煤矿司账张子禹腿痛，其人身体强壮，三十未娶，两脚肿痛，胫骨处尤甚，服热药则加剧，服凉药则平平，医治年余无效。其脉象洪实，右脉尤甚，其痛肿之处皆发热，断为相火炽盛，小便必稍有不利，因致湿热相并下注。宜投以清热利湿之剂，初用生石膏二两，连翘、茅根各三钱，煎汤服。后渐加至生石膏生石膏半斤，连翘、茅根依旧，日服两剂，其第二剂石膏减半。如此月余，共计用生石膏十七斤，痛与肿皆大轻减，其饮食如常，大便日行一次，分毫未觉寒凉。"又如治一产妇，产后十余日，周身大热，无汗，心中热，口渴，诊其脉甚洪实，舌苔黄而欲黑，且撮空摸床，内风已动，甚属危急。遂以生石膏三两，玄参一两，野台参五钱，甘草二钱，竹茹二钱，煎汤一大碗，徐徐温饮下，尽剂而愈，虽产后无碍。对年老、体弱者，常配人参，谓："惟石膏与人参并用，独能于邪火炽盛之时立复真阴。"如产后温病、外感崩漏、痢证兼表常用白虎加人参汤。同时石膏还广泛用于关节热痛、腹中坚痛、重症鼻渊以及梅毒、胞宫溃烂，且可解砒石毒。在石膏的用法上，张氏颇具特色：①分多次徐徐温服："或单用，或与他药同用，必煎汤三四茶杯，分四五次徐徐饮下，热退不必尽尽剂。"反对重剂顿服，"凡药宜作数次服者，慎勿顿服也。盖余自临证以来，无论内伤、外感，凡遇险证，皆煎一大剂，分多次服下。此以小心行以放胆，乃万全之策，非孤注之一掷也。"如此可使药力常在上焦及中焦，免除其质重下沉，寒凉侵及下焦，导致滑泻不止之弊。②变通服法：为免除病家之疑惧，可以变通服法，或先服白茅根汤，待其内热外透，再径用生石膏。③蘸服细末：张氏蘸服生石膏细末主要用于阳明热盛或兼呕吐、便结等症，认为其比煎汤更具清解之力，尤增重镇下行之功，服石膏末一钱，其力相当于煎服一两之功。

2. 救脱之药，萸肉第一

俞慎初说："用山萸肉以纳气固脱，这是近贤张锡纯独到之秘。"张氏认为："凡人元气之脱，皆脱在肝。""故人虚极者，其肝风必先动。肝风动，即元气欲脱之兆也。""盖萸肉之性，不独补肝也，凡人身之阴阳气血将散者，皆能敛之。故救脱之药当以萸肉第一。"山萸肉"味酸性温，大能收敛元气，振作精神，固涩滑脱"，"既能敛汗，又善补肝，是以肝虚极而元气将脱者服之最效"。有时竟用一味山萸肉救脱。如治一人于孟冬患伤寒，调治十余日，表里皆解。忽遍身发热，顿饭倾，汗出淋漓，若是者两昼夜。张氏诊见汗出如洗，目上窜不露黑睛，左脉微细模糊，按之既无。诊为肝胆虚极，元气将脱之候。遂急用山萸肉60g煎服，热与汗均愈其半，调治三日痊愈。又治一人年四十余，外感痰喘，其脉浮力微，按之既无。张氏认为脉象无根，当服峻补之剂，病家因恐不受补药而拒之。迟半日忽发喘逆，又似无气以息，汗出遍身，四肢逆冷，身躯后挺，危在顷刻。急用净萸肉120g，武火煎一沸，即饮下，汗与喘皆微止。又添水再煎数沸饮下，病又见愈。复添水将原渣煎投饮下，遂汗止喘定，四肢之厥逆亦回。故张氏认为"山萸肉救脱之功较参、术、芪更胜"。俞慎初总结张氏经验认为："此药善于涵阴敛阳，对于肝肾本虚，阴阳之气行将涣散的虚喘欲脱具有特效。"同时张氏在诸多救脱复方中亦多重用山茱萸。

3. 滋补救逆，重用山药

张氏认为："山药色白入肺，味甘归脾，液浓益肾，能滋润血脉，固摄气化，宁嗽定喘，强志育神。"且"山药之性，能滋阴又能利湿，能滑润又能收涩，是以能补肺补肾又能补脾胃，在滋补药中诚为无上之品。"故张氏既用山药补虚以治虚羸之人，更重用山药收敛以治阳气上越或阴气下竭之急症。如治一孺子，年四岁，得温病，他医遽投苦寒之剂，至滑泻不止，上焦燥热，闭目而喘，神经昏愦。请张氏诊治，脉诊尚有根柢，知可挽回。遂用生山药、滑石各一两，生杭白芍四钱，甘草三钱（方名滋阴清燥汤），煎汤一大茶杯，为其幼小，俾徐徐温饮下，尽剂而愈。又治一妇人，产后十数日，大喘大汗，身热劳嗽，前医用黄芪、熟地、白芍等药，汗出愈多。后请张氏诊治，诊得脉甚虚，数至七至，似在不治，遂急用生山药六两，煮汁徐徐饮之，饮完添水重煮，如此煮饮之，三日后诸病皆愈。此外，张氏用山药常将其轧细煮粥服之，亦其一大特色。

4. 镇逆降痰，赭石功擅

张氏认为："代赭石色赤，性微凉，能生血兼能凉血，而其质重坠。又善镇逆气，降痰涎，止呕吐，通燥结，用之得当，能建奇效。"所以举凡痰涎上壅，气促喘逆，呕逆坚结等证皆可用之。如治一室女，感冒风寒，三四日间，胸膈瞋闷，不受饮食，饮入即吐，剧时恒以手自挠其胸，脉象滑实，右部尤甚，遂单用代赭石细末两半，俾煎汤温饮下，顿饭顷仍吐出。张氏认为是痰涎壅滞太甚，药不能胜病，遂更用代赭石四两，煎汤一大碗，分三次陆续温饮下，胸次遂通，饮水不吐。即使是妇人妊娠，如有相应之证，张氏亦重用无妨。如治一妇人，年三十许，连连呕吐，五六日间勺水不进，大便亦不通畅，自觉下脘之处痛而且结，凡药之有味者入口即吐，其无味者须臾亦复吐出，医者辞不治。请张氏诊治，诊其脉有滑象，上盛下虚，疑其有妊，问其月信已五十日未行，然结证不开，危在目前，《内经》谓"有故无殒，亦无殒也"，遂单用代赭石二两，煎汤饮下，觉药至结处不能下行，复返而吐出。继用代赭石四两，又重罗出细末两许，将余三两煎汤，调细末服下，其结遂开，大便亦通，自此安全无恙，至期方产。张氏认为代赭石质重，但毫无破血之弊，其降逆开壅，不过调脏腑之气化，使得其平。其妊娠之初，恶阻而成结证，重用之无妨，若胎至六七月时则当慎用。对气欲上脱之证，张氏则常配人参，其云："人参可救逆气分之脱，至气欲上脱者，但用人参转有助气上升之弊，必与代赭石并用，方能引气归原，更能引人参补益之气下行，直至涌泉。"同时对逆气上干，填塞胸臆，或兼呕吐，其证之上盛下虚者，皆可参、赭并用以治之。对于吐衄之证，张氏认为，总由阳明之不降，虽病因种种不同，但疏方皆以代赭石为主，随证制宜，佐以相当之品，吐衄未有不愈者。对于头疼、癫狂、痫风、中风等脑部之疾，张氏亦每重用代赭石获效。即使如膈食重症，亦恒用本品随证加减，冀能收功。可知张氏对代赭石药性所识之透，运用之妙，实前无古人。

5. 补气升陷，首推黄芪

张氏指出："黄芪性温，味甘，能补气，兼能升气，善治胸中大气下陷。"并谓其升气之力胜于人参。如治董氏女，年二十余，胸胁满闷，心中怔忡，动则汗出，其脉沉迟微弱，右部尤甚。张氏据其脉迟，疑为心肺阳虚，询之不觉寒凉，诊为胸中大气下陷，遂用黄芪一两煎服而诸症皆愈。又治刘氏妇，年四十许，骤然下血甚剧，半日之间气息奄奄，不省人事。诊其脉三部皆不见，右寸微见，如水上浮麻，莫辨至数，观其形状，呼吸不能外出，知其胸中大气下陷也。急用生黄芪一两，大火煎数沸灌之，须臾再诊其脉，六部皆出，微细异常，血仍不止。投以固冲汤原方，将方中黄芪改用一两，一剂痊愈。张氏重用黄芪配制的升陷汤、回阳升陷汤、理郁升陷汤、醒脾升陷汤等治疗大气下陷的方剂，常为后人仿用。黄芪不但能补气，张氏认为用之得当，又能滋阴。如治张媪，年近五十，身热劳嗽，脉数至八至，先用六味地黄丸加减煎汤服不效，继用左归饮加减亦不效，踌躇再四，忽有所悟，改用生黄芪六钱，知母八钱，煎汤服数剂见轻，又加丹参、当归各三钱，连服十剂痊愈。认为："黄芪温升补气，乃将鱼时上升之阳气也，知母寒润滋阴，乃将雨时之阴云也，三药并用，大具阳升阴应，云行雨施之妙。膏泽优渥，烦热自退，此不治之治也。况虚劳者多损肾，黄芪能大补肺气以益水之上源，使气旺自能生水，而知母又大能滋肺中津液，俾阴阳不至偏胜，而生水之功益善也。"是以张氏用黄芪汤治疗胡君之糖尿病。此外，张氏还重用黄芪治疗肢体痿废，流产崩滞等疾；以其能生肌排脓，治疗久败疮；善利小便，开寒饮，治疗小便不利，寒饮停胸之证。

此外，张锡纯用大剂治疗疑难重症，在《医学衷中参西录》中比比皆是。如治一妇人，得一奇疾，背肿痛，若有一丝着身，即觉热不能耐，只得赤身卧帐中。诊为热毒，用大黄十斤，煎汤十斤，放量饮之，数时饮尽，竟霍然而愈。更有如治"侯某之子，五岁，因凉泻之药太过，致成慢惊，胃寒吐泻，常常瘛疭，精神昏愦，目睛上翻，有危在顷刻之间，为处方，用熟地黄二两，生山药一两，干姜、附子、肉桂各二钱，净萸肉、野台参各三钱，煎汤一杯半，徐徐温饮下，吐泻瘛疭皆止，精神亦振，似有烦躁之意，遂去干姜，加生杭白芍四钱，再服一剂痊愈。"五岁孩童，吐泻瘛疭之证，熟地竟用至二两之重，可见张氏胆识超群。有单用连翘一两煎汤治疗风温获效；更有用瓜蒌仁四两，炒熟，捣碎，煎汤温服，治疗胸痹危症；用二两全蝎盐炒轧细，调红糖水中顿服，治疗壮年中风半身麻木，汗出而愈；用六两茅根煎汤，治疗温病喘证等等，不一而足。张氏用重剂愈疾，并非孟浪从事，而是基于其对药性熟稔，对病情的准确把握之上。正如其所云："愚平生治病，必熟筹其完全而疏方，初不敢为孤注一掷也。"为了体验药物的性能，他"即使是甘遂、细辛、麻黄等峻烈之品，巴豆、硫黄等有毒之药，也是亲尝屡试，先验于己，后施于人。"

张锡纯中风学术思想探讨

武继涛

张锡纯，河北盐山人，是我国近代著名医学家，主张中西医汇通，一生孜孜不倦，探求歧黄之术，被后世誉为"歧黄功臣"。其著《医学衷中参西录》一书流传甚广，颇具影响，是近代中西结合的完美代表，他的很多学术思想到现在仍在指导着临床治疗，现将其治疗中风的学术思想总结如下：

1. 学术渊源

张锡纯治疗中风的学术思想源于张士骧、张山雷。张士骧重视实证，于"类中"一病研究颇多。他曾按照西医解剖实验理论，以锥伤二兔之前后脑，证实了生物的知觉运动"专由于脑"的说法，从而得出"盖此症皆由水火内动，肝风上扬，血气并走于上，冲击前后脑气筋，昏不知人"的结论。他认为《内经》所载诸风，皆指外邪而言，而今人所谓卒倒暴仆即痰火上壅的中风，是《内经》的"厥证"，也就是《素问·调经论》所说的"大厥"。在病机方面，他推崇刘河间将息失宜、心火暴甚、肾水虚衰之论。由于水虚不能涵木制火，肝风内动，因而血并于上，冲击脑筋，与西医之说相吻合。治疗上主张切不可用风药再行升散，愈散则风愈动，必将导致气不返而死。应使用养阴熄风，潜阳镇摄法，药选龟板、磁石、阿胶、甘菊、乌豆衣、女贞子、生熟地、蝉蜕等。张氏对于类中风病因病机、治法方药等方面的认识，对张锡纯及现代治疗中风病有很大影响。兰溪名医张山雷不仅是中医临床家，也是中医理论家。在张士骧观点基础上进一步发挥，撰有《中风斠诠》，认为中风病"盖皆由木火内动，肝风上扬，以致气血并走于上，冲击前后脑气筋，而为昏不知人，倾跌猝倒，肢体不用诸证"。而病之本源为"肝阳不靖，木盛生风，激其气血，上冲犯脑，而震扰脑之神经耳"。而西医对于中风脑血管破裂的原理未明，而张士骧据《素问·调经论》一节参用西学，谓由肝火自旺，化风煽动，激其气血，并走于上，直冲犯脑，震扰神经而为昏不识人。既能申明《素问》气血并走于上的真义，又和西学脑充血原理相符[1]。

2. 辨证分脑充血、脑贫血两类

张锡纯在二张研究的基础上，明确指出类中有脑充血、脑贫血之别。"是以西人对于痿废之证皆责之于脑部，而实有脑部充血与脑部贫血之殊"，"是则河间主火，为脑充血；东垣之主气，为脑贫血，一实一虚迥不同也[2]。"并指出，无论脑充血、脑贫血，其理论皆源于《内经》。《素问·调经论》"血之与气，并走与上，则为大厥，厥则暴死，气反则生，气不反则死"及《素问·生气通天论》"阳气者，大怒则形气绝，而血宛于上，使人薄厥"，认为"血之与气并走于上"乃为脑充血之根本病因。"其脉必弦硬而长"，为肝气、胃气、冲气上冲、气血逆乱所致，兼见脑中疼痛、大便不通等气机升降逆乱、腑气不通之证。而脑贫血证源自《灵枢·口问》"上气不足，脑为之不满，耳为之苦鸣，头为之倾，目为之眩。"张锡纯认为"上气不足，脑为之不满"乃脑贫血之病因所在。此上气乃胸中大气，即宗气，其气能主宰全身，斡旋脑部，贯通心脉。脑不满者，乃血少也，因胸中大气虚损，不能助血上升，故脑为之不满矣。脑不满而贫血，故可见耳鸣、头目倾眩，甚则可致肢体瘫废。其脉必"极微细无力"或"沉微"。脑充血、脑贫血基本相当于现代医学所说的出血性中风和缺血性中风，在没有现代检查技术的当时能够将中风明确分类确实难能可贵。

3. 治疗谨守病机，创引血下行之法

张锡纯在《医学衷中参西录》中记载治疗中风医案22则，总共出方42首。治疗谨守病机，脑充血的根本病机为肝风内动、肝阳上亢挟气血上冲犯脑，使脑部之血管因其冲激而充血甚至破裂所致，阴虚、气虚、瘀血为导致脑充血的重要致病因素，治疗以生杭芍、生怀地黄、生怀山药、玄参、山萸肉等补肝肾阴虚；以代赭石、龙骨、牡蛎、生石决明等镇肝熄风；以怀牛膝、代赭石等引血下行，活血化瘀；以茵陈、麦芽等药疏肝理气。在张氏所创的建瓴汤和镇肝熄风汤中，皆重用牛膝、代赭石，有的用量多至45g。张氏认为牛膝"善引气血下注，是以用药欲其下行者，恒以之为引经……重用牛膝引其气血下行，并能引浮越之火下行……为治脑充血证无上之妙品"。代赭石其质重坠，善镇逆气、降痰涎、通燥结，降逆气而不伤正，通燥结而毫无开破。因"肝火暴动而气血相并，上充脑部，唯用药镇敛肝火，宁熄内风，将其上冲之气血还，其证可挽回"，选用代赭石，取其"下达之力速，上逆之气血即可随之而下"之长，使气血挟痰火等上涌之邪以迅速下降[3]。脑贫血根本病机为气血亏虚，无力助气血上达脑络，气血瘀滞而致肢体痿废，气虚、阴虚、血虚、瘀血为导致脑贫血的重要致病因素，治疗以生黄芪、当归、白术等药升补气血，以乳香、没药等药活血化瘀，兼有外风者加用防风、桂枝等祛风解表药物。尤其是其创制的引血下行法治疗脑充血给以后的治疗带来很多的启发。代表方为镇肝熄风汤、建瓴汤。

4. 重视预防及早期治疗

张锡纯非常重视中风病的一级预防，认为中风病皆有征兆："一、其脉必弦硬而长，或寸盛尺虚，或大于常脉数倍，而毫无缓和之意。二、其头目时常眩晕，或觉脑中昏愦，多健忘，或常觉痛，或耳聋目胀。三、胃中时觉有气上冲，阻塞饮食，不能下行，或有气自下焦上行作呃逆。四、心中常觉烦躁不宁，或心中时发热，或睡梦中神魂飘荡。五、舌胀，言语不利，或口眼歪斜，或本身似有麻木不遂，或行动不稳，时欲眩仆，或自觉头重足轻，脚底如踏棉絮[4]。"并强调："所列之症，偶有一二发现，再参以脉象之呈露，即可断为脑充血之征兆也。"其病因病机是肝肾阴虚、水不涵木、肝失条达、肝气挟冲胃之气上逆、气血充塞于脑部所致。治宜滋阴潜阳、平肝降逆、引血下行。方选用建瓴汤（生地、生山药、生白芍、生代赭石、怀牛膝、生龙牡、柏子仁）。方中以代赭石、怀牛膝平肝降逆引血下行为主，以龙牡平肝潜阳为辅；生地、山药、白芍滋补肝肾之阴；柏子仁养心安神为佐，诸药合用而起到滋阴潜阳、平肝降逆、引血下行之功效，直中病机。故张氏云服用本方后"能使脑中之血如建瓴之水下行，脑充血之证自愈"。且治疗后必以"脉象平和，毫无弦硬之意"为治愈标准。对于"脑贫血证"易引起缺血性中风。张锡纯提出其脉象特点是"极细微无力。"为此，创立两首方：①"干颓汤，主治肢体痿废，或偏枯，脉象极细无力者，处方：生黄芪五两、当归一两、枸杞一两、山萸肉一两、生乳香三钱、生没药三钱、真鹿角胶六钱（捣碎）。"②"补脑振痿汤，主治肢体痿废偏枯，脉象极细微无力，服药久不愈者。处方：生黄芪二两、当归八钱、龙眼肉八钱、山萸肉五钱、胡桃肉五钱、蛰虫（大者）三枚、地龙（去净土）三钱、生乳香三钱、生没药三钱、鹿角胶六钱、制马钱子三分，共十一味药。将前九味煎汤两盅半去渣，将鹿角胶入汤融化，分两次送服制马钱子末一分五厘。"张锡纯在《医学衷中参西录》中不仅详细描述了中风先兆证的临床表现，而且提出了行之有效的预防治疗方法，充分体现了中医治未病的思想理念，为现代临床中风病的防治提供了有益的借鉴。

张锡纯治疗中风的学术思想长期指导着中风病的诊断和治疗实践，值得进一步理解掌握，并在此基础上发展、提高。